本草一味

解情愁

本草护佑全家人丛书

余瀛鳌 陈思燕◎编著

中国中医药出版社
·北京·

前言

中医药学博大精深、源远流长，是无数先贤在与疾病的长期斗争中不断摸索，凝练而成。其内涵深邃，不仅包括治病救人之术，还蕴涵修身养性之道，以及丰富的哲学思想和崇高的人文精神。几千年来，孕育了无数英才，默默地守护着中华民族的健康，使华夏文明绵延至今。

在现代社会，科技发达，物质丰富，人类寿命得以延长，但很多新型疾病也随之涌现，给人们带来了巨大的痛苦。随着世界各国的经济文化交流日益加深，越来越多的国际人士开始认识到，中医药在治疗现代社会许多疑难杂症、塑造人类健康身心方面，具有无可比拟的价值，一股研究中医、移植中药的热潮正在世界范围内悄然兴起。此时的中医药，已经成为我国文化软实力的重要体现，是中国的"名片"。

中医药因其简、便、廉、验，毒副作用小，深受欢迎，很多人都喜欢学习一些基本的中医药知识。据统计，在农村和城市社区的科普活动中，中医药知识是最受欢迎的科普内容之一。但是，学习中医药并不是一件容易的事情，很多人与之初次接触时，往往被其艰深的内容所阻，最终只能望洋兴叹。

由此可见，国内外对中医药知识都有着深切的渴望，但是，能够深入浅出地讲述中医药科普知识的专家和图书不多。

有鉴于此，国家中医药管理局成立了"中医药文化建设与科学普及专家委员会"。其目的是整合中医药文化科普专家力量，对中医药文化建设与科学普及工作进行总体设计和规划，指导全行业开展相关工作，提升中医药文化建设水平，为中医药文化建设与科学普及长效机制的建立提供人才保障。

其职责是：对全行业中医药文化建设和科普宣传工作进行指导、研究、咨询和评价，同时承担有关文化科普宣传任务。针对社会上中医药科普作品良莠不齐而读者需求又十分迫切的现状，专家们除举办科普讲座、与各种传媒合作进行中医药知识传播外，还将为中医药文化建设与科学普及活动的策划和相关产品创意提供指导，研究挖掘中医药文化资源，在古籍、文献、典故、名人传说、民间故事中提炼中医药文化的内涵，结合现代社会人们养生保健的新需求，以通俗易懂、喜闻乐见的形式，创作一系列科学、权威、准确又贴近生活的中医药科普作品。

《本草护佑全家人丛书》正是一套这样的健康科普图书。该丛书将包含药食同源在内的单味中药与食物合理搭配，为广大读者提供中医养生与健康饮食指导。该丛书最大特色是医理来源于中医典籍，方法来自专家指导，既权威又安全，既高效又易操作，加之精美配图，彩色印刷，可使读者读之愉悦，用之有益，以此增强身心健康。

在本丛书即将出版之际，我在此对所有为本丛书编写提供指导的专家表示深深的感谢，其中要特别感谢特约中医学专家余瀛鳌先生。此外，要感谢为本丛书出版付出辛劳的众多工作人员。最后，还要感谢与本丛书有缘的每一位读者！

"要想长寿，必究养生"，祝愿大家永远健康快乐！

中国中医药出版社有限公司董事长

宋春生

2021 年 3 月

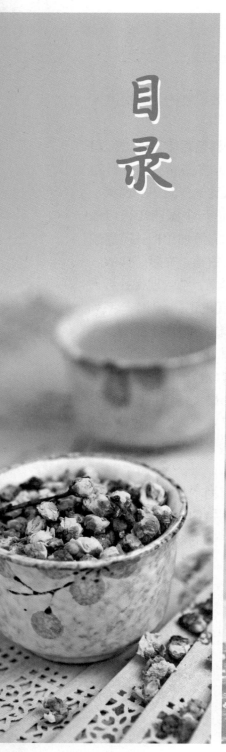

目录

开篇

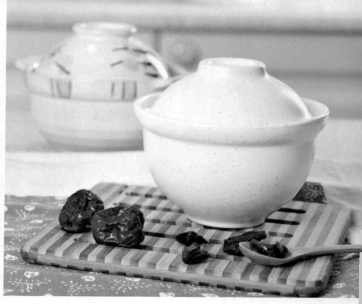

养心安神药

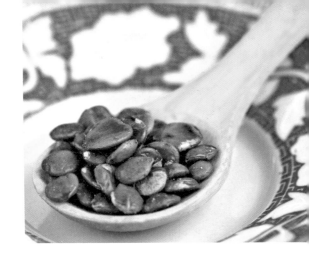

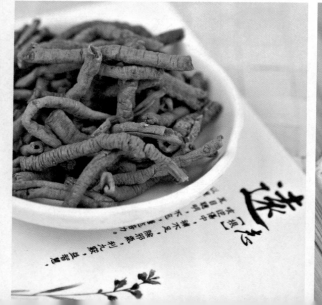

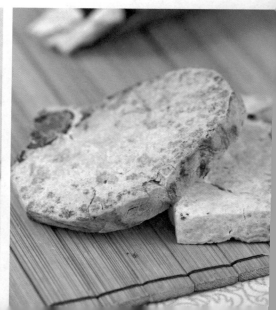

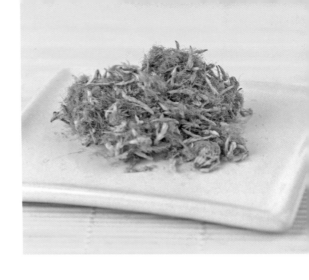

宽胸解郁药

养阴除烦药　活血化瘀药

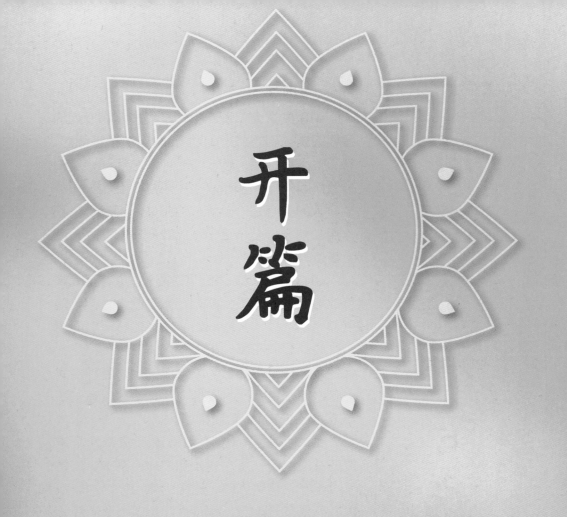

开篇

情思悠悠锁眉头
良药一味君莫愁

情志不和百病生

中医学认为，情志不和是很多疾病发病的重要因素。情志内伤也称为七情内伤，七情即喜、怒、忧、思、悲、恐、惊七种情志活动，属精神致病因素，是内伤病的主要致病因素之一。

人的身心是一个统一的整体，相互影响和作用。情志方面一旦出现比较严重的问题，就会直接影响到身体健康。

如感情、家庭、事业不顺遂心意，至爱亲朋故去，或其他重大精神刺激及创伤，都可能引起悲伤忧愁、苦闷抑郁、愤恨恼怒等负面情绪。心结日久不解，超过了人体的耐受程度，会使人体气机紊乱、阴阳气血失调，各种疾病也随之而来，且反复发作、迁延不愈，有些甚至成为疑难杂症，难以根治。

具体而言，情志不和所致疾病有几个主要的共同点。一是心烦意乱、神志不宁，二是气机不畅、情绪沉郁，三是阴津亏耗、虚热躁扰，四是气血瘀滞、身心失调。对上述问题分别用养心安神、宽胸解郁、养阴除烦、活血化瘀的药物和食物加以治疗，这也是本书的主要内容。

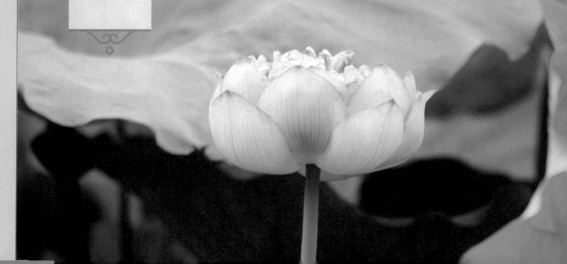

七情伤五脏

情志出现问题时，五脏也会受损。正所谓"喜伤心、怒伤肝、忧思伤脾、悲伤肺、惊恐伤肾"。

伤心

心为君主之官，心动则五脏六腑难安。悲哀、忧愁等情志首先会扰乱心神，使其主导脏腑及人体精神活动的功能失调，且七情所伤，必归于心，各种情志刺激在影响本脏的同时，都会影响心的功能，导致多种神志异常的症状，如神不守舍、精神恍惚、失眠多梦、喜怒无常、呆滞神昏或癫狂等。

伤肝

肝喜条达而恶抑郁。若情志不畅则容易肝气郁滞，出现胁肋胀痛或窜痛、胸闷不舒、乳房胀痛、烦躁易怒、头痛眩晕等症状。气郁日久会引起血瘀，思虑过度则耗伤阴血，又易造成肝血亏虚，从而出现月经不调、痛经、经闭等症状。

伤脾

思虑过度则伤脾，而肝气不和易犯胃，从而引起脾胃失调，出现不思饮食、脘腹胀痛、消化道溃疡、便溏、腹泻等症状。

伤肺

内心悲忧会使肺气闭塞不畅，出现胸腹发胀、气短咳喘甚至咯血、苍白虚弱等症状。如林黛玉平日多愁善感、又遭受精神刺激而最终死于肺病，就是悲忧伤肺的最好例子。

伤肾

俗话说："愁一愁，白了头。"长期情志不调会使人生命活力下降、免疫力低下，这些往往和伤及脾肾有关。

情愁不解易生哪些病

抑郁

抑郁主要表现为显著而持久的情绪低落、兴趣减低、易哭易怒、情绪不稳定、胸部满闷、思维迟缓、恍惚呆滞、悲观无望、自责自罪、饮食不香、睡眠障碍、多疑多虑，严重者可出现自杀倾向。

抑郁主要由肝气郁结、气血瘀滞引起。由于女性在青春期、产后和更年期容易气血失调，再加上多愁善感、情志不遂，更容易出现抑郁的状况。

失眠

失眠主要表现为入睡困难、睡眠质量下降、烦躁、多梦、惊悸、易醒、睡眠时间减少、白天倦怠萎靡、记忆力及注意力下降、头痛眩晕等。

失眠多由于忧思焦虑过度而耗伤阴血、心神失养、肝血亏虚、心肾不交所致，精神因素是主要诱因。

心绞痛

心绞痛主要表现为心前区至左上肢阵发性、压榨性疼痛，可伴有其他症状，每次发作持续3～5分钟左右，可数日一次，也可一日数次。

情伤最易心痛，这不仅仅是心理上的"心如刀绞"或"心碎"，在生理上，情志不遂日久或突发的精神创伤都易造成心肌缺血、血瘀而引发心绞痛。

月经不调等妇科病

月经不调主要表现为月经周期紊乱、经期过长或过短、经量过多或过少、经血颜色异常、有血块、痛经、经闭、崩漏等，其他妇科病包括白带异常、乳腺增生、乳腺肿瘤、子宫肌瘤等。

月经不调等妇科病与情志因素关系很大。由于女性更易动情感，也更易被情志所困，长期郁闷不舒会引起气滞血瘀、肝血亏损、肾气衰弱，都易造成内分泌失调，出现月经的异常，并容易引发乳房、子宫、卵巢等部位的疾病。

咳喘

咳喘主要表现为久咳干咳、咯血或反复发作的咳嗽、气短、喘息、长叹气、胸闷烦躁、咽干口渴、咽喉有异物感等。

这是由于悲忧伤肺而造成阴虚肺燥所致，如能养阴清热、补益肺气，不仅能调理肺病，对缓解不良情志也有益处。

胃病

胃病主要表现为不思饮食、食量少、消化不良、气逆呕吐、腹泻或便秘、便溏、脘腹胀痛等。

心情不佳时的最常见反应就是吃不下饭，这说明忧思悲愤等因素影响了脾胃的气机，时间一长，整个消化系统均易出现异常，胃病极易伴生。

此外，偏头痛、慢性咽炎、高血压、冠心病、恶性肿瘤、慢性肝胆疾病、不孕不育、顽固皮肤病等都与情志因素有一定关系。

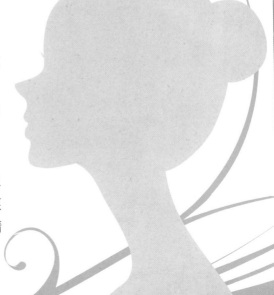

解愁更宜用食疗

在治疗情志病方面，中医有着独特的优势。中医认为，人的身心为一体，健康是身与心的和谐。因此，中医一贯重视七情对健康的影响，提倡"身心同治"，在相关疾病调治上也有着丰富的经验。

调治情志病是一个漫长的过程，可能会出现"药疗不如食疗"的情况。情志疾病在初起时，往往只是情绪不佳、吃不下、睡不着，时间一长，各种不适接踵而来，但去医院检查又没有太明显的器质性病变。此时虽可用药治疗，但"是药三分毒"，不如通过日常饮食调养，根据症状，适当添加一两味药材，就能起到画龙点睛的作用，既可缓解不适，又可控制疾病的发展。脏腑调养好了，人的心情自然也会改善很多，日积月累，形成身心的良性循环，正是中医食疗调养的奥秘所在。

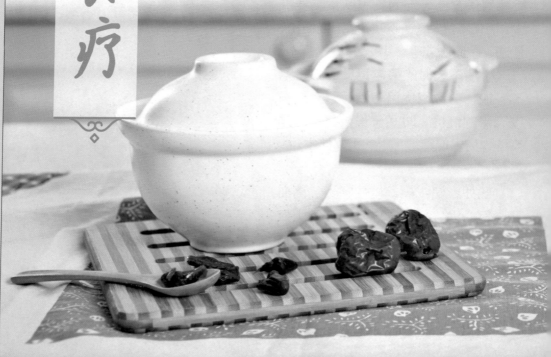

解愁食疗的原则

养心安神

情志不和则心神被扰乱，因此，养心安神是最为常用的调养原则。酸枣仁、柏子仁、灵芝、合欢皮、茯神、远志、大枣、龙眼肉、莲子等都是常用于食疗的安神药，可宁心定志，对心烦失眠、惊悸多梦、妇人脏躁等均有调理作用。

宽胸解郁

气滞血瘀是情志病的病机之一，所以，调畅气机、疏肝解郁也是食疗的重要原则。某些花草和果实有宣散郁滞、行气散结的作用，是宽胸解郁的良药。如茉莉花、玫瑰花、白梅花、合欢花、薄荷、乌梅、佛手等，对改善不良情绪、消散胸腹气滞满闷胀痛、缓解肝胃不和的吐逆症状十分有益。

养阴清热

情志不和日久易损耗阴血，造成阴虚内热、肺燥咳喘、妇人脏躁、百合病等。此时最宜通过养阴清热的饮食来调养，尤其是多用百合、麦冬、生地黄等，或配合调肝药物，效果很好。

活血化瘀

情志病日久，必有瘀血阻滞。因此，食疗中也常用活血化瘀的药材，如丹参、当归、山楂等，对缓解气血瘀滞所致的心绞痛、月经不调、胸腹胀痛、头痛等症均有一定的作用。

解愁食物有哪些

 谷物坚果

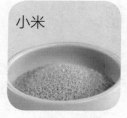 小米

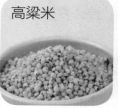 高粱米

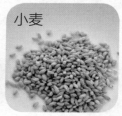 小麦

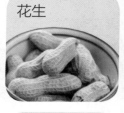 花生

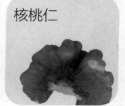 核桃仁

 蔬菜

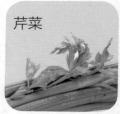 芹菜

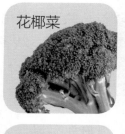 花椰菜

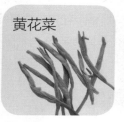 黄花菜

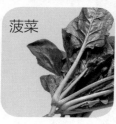 菠菜

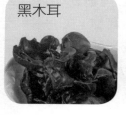 黑木耳

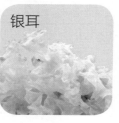 银耳

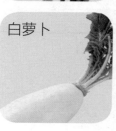 白萝卜

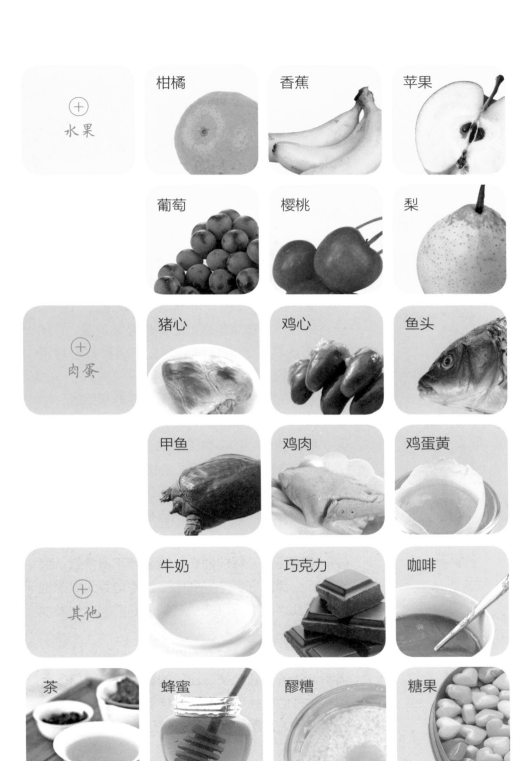

⊕ 水果

柑橘　香蕉　苹果

葡萄　樱桃　梨

⊕ 肉蛋

猪心　鸡心　鱼头

甲鱼　鸡肉　鸡蛋黄

⊕ 其他

牛奶　巧克力　咖啡

茶　蜂蜜　醪糟　糖果

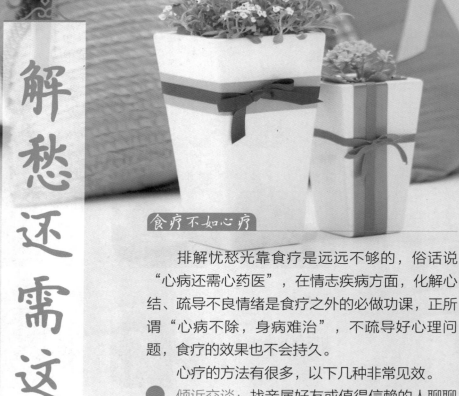

解愁还需这样做

食疗不如心疗

排解忧愁光靠食疗是远远不够的，俗话说"心病还需心药医"，在情志疾病方面，化解心结、疏导不良情绪是食疗之外的必做功课，正所谓"心病不除，身病难治"，不疏导好心理问题，食疗的效果也不会持久。

心疗的方法有很多，以下几种非常见效。

● 倾诉交谈：找亲属好友或值得信赖的人聊聊天，把郁结在心的事情说出来，即便没有找到解决问题的办法，只是倾诉，心情也会舒畅很多。

● 适当宣泄：烦恼忧愁如果憋在心里不发作，只是默默忍受，对身体的伤害更大，适当宣泄出郁闷之气是有好处的。眼泪可排解心灵郁闷，哭泣能缓解压力，释放悲伤、痛苦等不良情绪。哭出来，心情就好多了。到山上、河边等人少的地方大喊几声，也可以把积在胸中的郁闷之气发泄出来。

● 多读好书：读好书是在和许多智者交谈，心情不佳时可多看老子、庄子的名作，也可以多看国学大师们的经典作品，这样能开阔视野，启迪智慧，使人在潜移默化中心胸开阔，豁达大度。

运动可解愁

运动对不良情绪有很好的调理改善作用。

● 运动时大脑会大量分泌内啡肽，让人产生欢乐、愉快的感觉，有助于排遣压力和忧郁。

● 汗水和眼泪一样，也是一种驱邪的通道，运动过程中出出汗，体内郁闷随之散发出来，身心都会轻松很多。

● 运动能改善血管状态和全身的血液循环，化解气滞血瘀。

● 群体性运动有助于人际交流，摆脱孤独感。

● 适度的身体疲劳感能增进食欲，促进睡眠。

所以说，运动真是一剂一举多得的解愁良药。即便是最简单的步行、骑自行车、慢跑、登山、跳绳、体操、游泳等运动，也能有效改善情绪。如条件允许，还可参加一些球类运动等，投入到集体项目中，多结交朋友，效果会更好。

静坐可解愁

"静"可以收敛心神，经常静坐，放松一下身心，是宁心解郁的好方法。

静坐时需选择一个安静舒适的地方，避免污染、嘈杂的环境及风口、湿冷的位置。

盘腿打坐是最好的形式。打坐时双眼微闭，身体充分休息，抛除一切杂念，把心灵放松，或想象一些美好安静的场景，如大海、森林、山川、河流、星空、大地等，这样坚持10~30分钟（时间可长可短，个人随意）。

静坐一段时间后，会感觉心里变得平静，烦躁郁火逐渐消退。心烦失眠者如能在睡前坚持静坐，对提高睡眠质量非常有益。

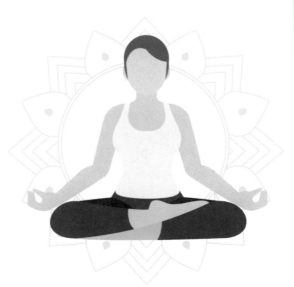

以喜胜哀可解愁

俗话说"喜胜哀"，快乐和欢笑是治愈悲伤的良药。

平时不妨多看看喜剧、相声、小品、网络段子等轻松愉快的内容，或者经常和风趣幽默的人在一起，或是与可爱的儿童相聚在一起，都能让人收获更多的欢笑，心情愉悦，转移注意力，忘记忧伤，释放压力。

音乐歌舞可解愁

音乐、舞蹈是灵魂的慰藉者，它可让人全身心地放松，欢愉，宁静，忘记烦恼。找自己喜爱的曲目，高歌一曲，欢舞一场，可让人心胸畅达，烦闷顿消。但需注意，在选择音乐时，切不可再听悲忧伤感的曲目，或紧张、快节奏感的音乐，否则只会雪上加霜。

投身自然可解愁

我们常把外出游玩称为"出去散散心"，确实如此。到大自然中去，闻花香、草香，看绿树、蓝天，听鸟唱虫鸣、风声雨声，让阳光晒晒肌肤，喂喂小动物，这一切都会让你感悟生命，返璞归真，悲伤压抑的情绪也随之化解。

帮助他人可解愁

正所谓"助人为乐"，帮助他人会让自己产生幸福感和价值感，这对于自我价值感非常低的抑郁自闭者来说格外重要。多参与公益活动、社区活动，力所能及地帮助他人，是收获快乐的捷径。

移情可解愁

不要过度偏执于让人悲忧的事情。试试转移一下注意力，让时间慢慢淡化悲愁，是一种有效的方法。比如培养一种新的兴趣爱好，学习一项新技能，认识一个新朋友等，这样可以重新点燃对生活的热情，烦恼忧愁自然越来越少。

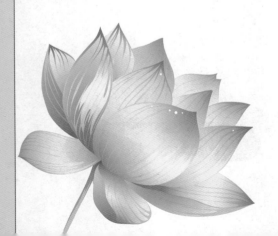

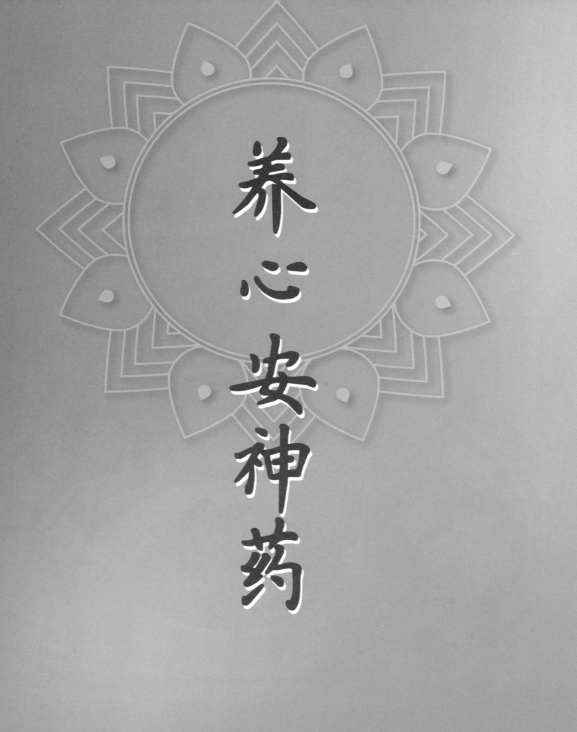

养心安神药

别名 枣仁、酸枣核、山枣仁、山酸枣。

性味 味甘、酸，性平。

归经 归心、肝、胆经。

养心安神药

酸枣仁

专家箴言

　　酸枣仁有养心益肝、安神、敛汗的功效。因其能养心阴、益肝血而有安神的作用，是养心安神的要药，常用于虚烦不眠、惊悸多梦、体虚多汗、健忘等症。现代研究也证实：其有镇静、催眠、降压、抗惊厥等作用，最宜因情志问题而神不守舍者。

古籍说法

《名医别录》："主心烦不得眠，……虚汗，烦渴，补中，益肝气，坚筋骨，助阴气。"

《本草纲目》："其仁甘而润，故熟用疗胆虚不得眠，烦渴虚汗之证；生用疗胆热好眠。"

药材选料

本品为鼠李科植物酸枣的干燥成熟种子。以粒大饱满、外皮紫红色、无核壳者为佳。生用或炒用均可，用时捣碎。炒后的酸枣仁质脆易碎，便于煎出有效成分，可增强疗效。"睡多生使，不得睡炒熟"，是选择生用、熟用的原则。

 炒酸枣仁　　　 生酸枣仁

常用搭配

酸枣仁可单用，也常与柏子仁、夜交藤、当归、龙眼肉、党参、黄芪、大枣、麦冬、生地黄、远志等药材同用，对治疗各类心悸失眠均有效。

用法用量

可泡茶，煎汤，煮粥或入丸、散。煎服用量在9～15克。研末吞服，每次2~3克。

人群宜忌

适宜人群	不宜人群
✓ 心悸怔忡、虚烦不眠、健忘、失眠多梦、眩晕以及更年期综合征者	✗ 凡有实邪郁火及患有滑泄症者慎服
✓ 自汗、盗汗者	

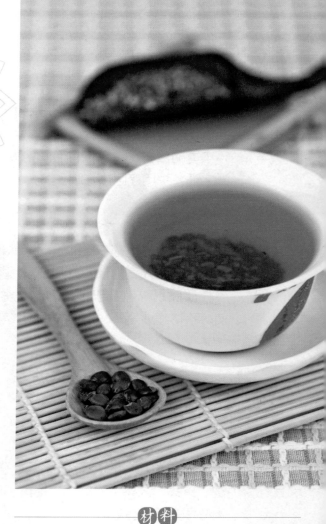

茶饮

酸枣仁茶

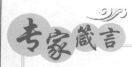

专家藏言

此茶可宁心安神，补肝，敛汗，镇静催眠，适合心神不宁、虚烦不眠、神经衰弱者常饮。

宜忌

✓ 适合神经衰弱、心神不宁、虚烦不眠、惊悸多梦、体虚多汗、口渴者。

✓ 四季皆宜饮用。

✗ 凡有实邪郁火及患有滑泄症者慎服。

材料

炒酸枣仁15克。

调料

白糖适量。

做法

将炒酸枣仁捣碎，置于保温杯中，冲入沸水，盖闷15~20分钟后，倒入杯中，加白糖饮用。

用法

每日晚餐后代茶频饮，更有利于睡眠。

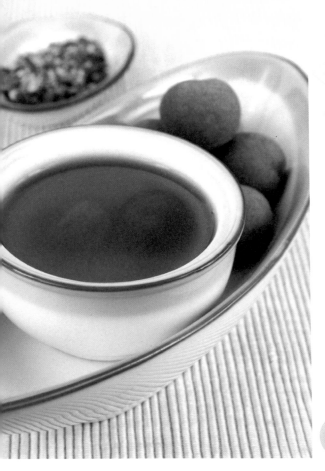

茶饮

枣仁龙眼茶

专家箴言

龙眼肉安神补血，搭配酸枣仁，可增强宁心、养血、安眠的作用。

材料

炒酸枣仁15~20克，龙眼肉6克。

做法

先将炒酸枣仁捣碎，煎煮20分钟，去渣留汤，再放入龙眼肉，续煮20分钟即可。

用法

每日晚餐后饮服，喝汤，吃龙眼肉，更有利于睡眠。

宜忌

✓ 适合神经衰弱引起的虚烦失眠、心慌、记忆力减退者饮用。

✓ 四季皆宜饮用。

✗ 凡有实邪郁火及患有滑泄症者慎服。

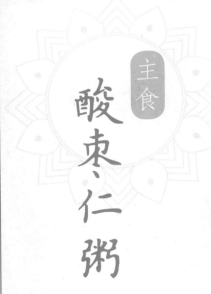

主食

酸枣仁粥

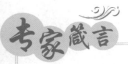

此方出自《饮膳正要》，是养心安神的食疗佳品，可替代安眠镇静药长期服用。

宜忌

✓ 适合虚烦不眠、惊悸多梦、自汗盗汗、津亏口渴、顽固性失眠者常食。

✓ 四季皆宜食用。

✗ 凡有实邪郁火及患有滑泄症者慎服。

材料

炒酸枣仁15克，粳米100克。

做法

先将炒酸枣仁捣碎，加水煮20分钟，去渣留汤，再放入淘洗好的粳米，补足水分，煮成粥即可。

用法

可作为每日晚餐的主食食用。

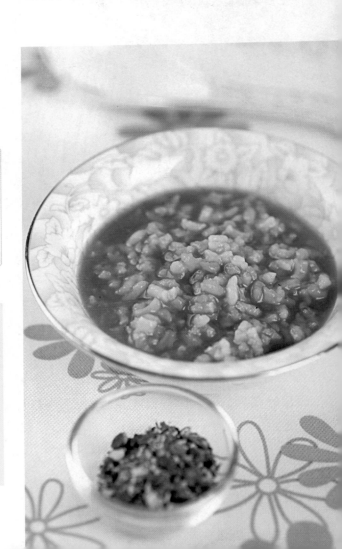

安神二枣粥

材料

酸枣仁、大枣、核桃仁各20克，粳米100克。

做法

先将酸枣仁捣碎，加水煮20分钟，去渣留汤，再放入淘洗好的粳米、劈破的大枣、切碎的核桃仁，补足水分，共煮成粥即可。

用法

可作为每日晚餐的主食食用。

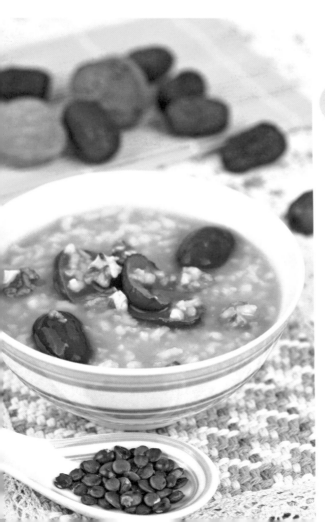

专家箴言

此粥可养肝肾、健脾胃、安心神，既可补虚，又能安眠，最宜心肾亏虚、心烦失眠者调养。

宜忌

✔ 适合心肾亏虚、血虚所致的心悸、失眠、心烦者，尤其伴有倦怠乏力、日渐消瘦、苍白萎黄者更宜。

✔ 秋、冬季食用更佳。

✘ 有实邪郁火、湿盛中满、便溏、腹泻者不宜多吃。

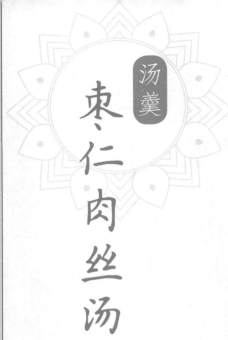

汤羹 枣仁肉丝汤

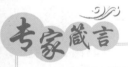

专家箴言

猪肉可滋阴养血，百合花解郁安神，与酸枣仁搭配食用，可起到安养心神、补益气血的作用。

宜忌

✓ 适合情志抑郁不畅、忧愁不眠、伤及气血、血虚津亏者。

✓ 四季皆宜食用。

✗ 有滑泄症者慎服。

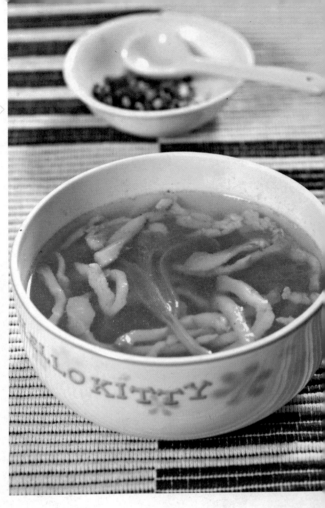

材料

酸枣仁15克，百合花5克，猪里脊100克。

调料

淀粉10克，香油、盐、鸡精各适量。

做法

1 将猪里脊洗净，切丝后上淀粉浆。

2 酸枣仁捣碎，入砂锅，加适量水煮20分钟，滤渣留汤，放入百合花煮5分钟，下肉丝滑散，再沸时加盐、鸡精、香油即成。

用法

随晚餐食用，吃肉喝汤，百合花不吃。

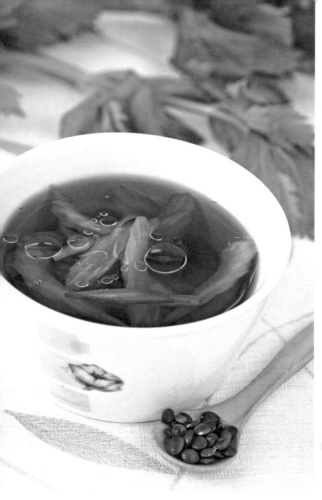

汤羹

芹菜枣仁汤

材料

芹菜100克，酸枣仁15克。

调料

盐、香油各适量。

做法

将酸枣仁捣碎，加水煎煮20分钟，去渣留汤。再放入洗净、切段的芹菜，煮2分钟，加调料调味即可。

用法

随晚餐食用，吃芹菜喝汤。

专家箴言

芹菜降压、凉血，搭配酸枣仁，可增强养肝、镇静、宁心、安神的作用，晚间食用可促进睡眠。

宜忌

✓ 适合神经衰弱、心神不宁、血压偏高、心烦失眠、惊悸多梦者。

✓ 四季皆宜食用。

✗ 血压偏低、有滑泻症者不宜多食。

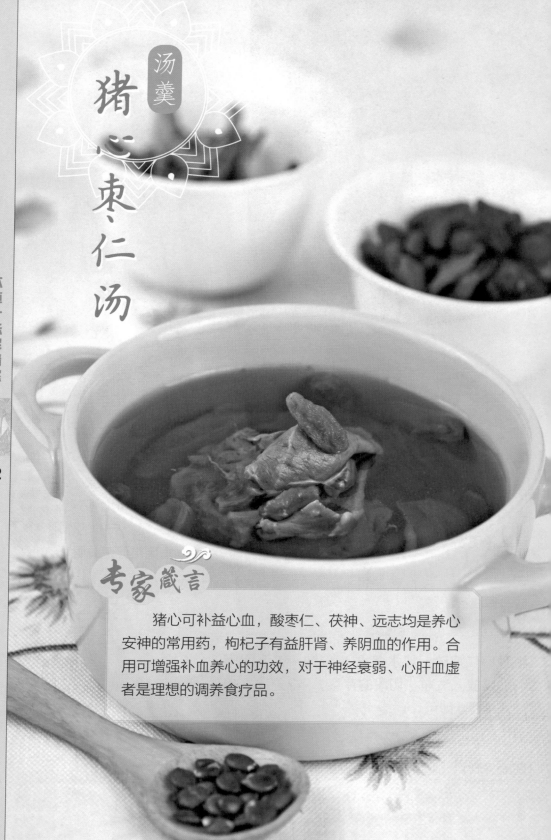

猪心枣仁汤

专家箴言

　　猪心可补益心血，酸枣仁、茯神、远志均是养心安神的常用药，枸杞子有益肝肾、养阴血的作用。合用可增强补血养心的功效，对于神经衰弱、心肝血虚者是理想的调养食疗品。

材料

猪心150克，酸枣仁、茯神各15克，远志6克，枸杞5克。

调料

盐、鸡精、胡椒粉各适量。

做法

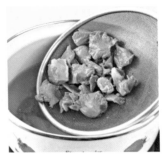 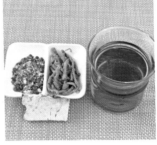 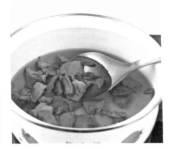

1 猪心切成片，焯水后洗净。

2 将酸枣仁捣碎，茯神、远志洗净，一起煎煮，去渣留汤。

3 汤中放入猪心，小火煮30分钟，加入枸杞续煮15分钟，加入调料调味即可。

用法

随晚餐食用，吃猪心喝汤。

宜忌

✓ 适合心肝血虚所致的有心悸怔忡、心烦失眠、多梦不宁等神经衰弱症状者常食，晚间食用对促进入睡、提高睡眠质量有益。

✓ 四季皆宜食用。

✗ 有实邪郁火及患有滑泄症者不宜。

✗ 猪心为动物内脏，其胆固醇含量偏高，高胆固醇和高脂血症者不宜多吃。

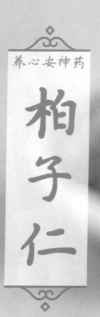

养心安神药

柏子仁

别名 柏实、柏子、柏仁、侧柏子。

性味 味甘，性平。

归经 归心、肾、大肠经。

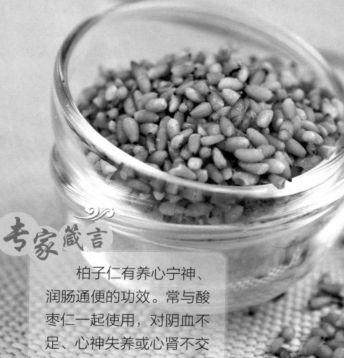

专家箴言

柏子仁有养心宁神、润肠通便的功效。常与酸枣仁一起使用，对阴血不足、心神失养或心肾不交所致的心悸怔忡、虚烦不眠、健忘、梦遗、肠燥便秘等均有疗效。

古籍说法

《神农本草经》："柏实，味甘平，主惊悸，安五脏，益气，除风湿痹，久服令人润泽，美色，耳目聪明。"

《本草纲目》："养心气，润肾燥，安魂定魄，益智宁神。""柏子仁性平而不寒不燥，味甘而补，辛而能润，其气清香，能透心肾，益脾胃。"

药材选料

本品为柏科植物侧柏的种仁。一般为生用，以种粒饱满、黄白色、油性大而不泛油、无皮壳杂质者为佳，劣质柏子仁多为种仁干瘪、色深杂乱、皮壳及沙砾多者。柏子仁用于心悸失眠宜炒用，用于肠燥便秘宜生用。

优质柏子仁

劣质柏子仁

常用搭配

用于阴血亏虚时，柏子仁常与酸枣仁、夜交藤、合欢皮、人参、五味子、当归、茯神、麦冬等药材同用。

用法用量

可煎汤，煮粥或入丸、散。煎服用量在10～20克。

人群宜忌

适宜人群	不宜人群
✓ 心阴不足、心血亏虚或心肾不交所致的心神失养、心悸怔忡、心烦不眠、头晕健忘、梦遗、梦游、阴虚盗汗、颜色憔悴者	✗ 便溏及多痰者慎用
✓ 阴虚血亏、肠燥便秘者，尤其是老年及妇女产后便秘者更宜	

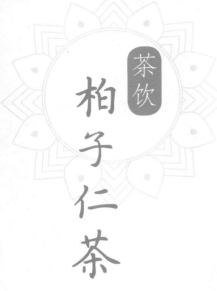

茶饮

柏子仁茶

材料

炒柏子仁（生柏子仁可先炒香）15克。

做法

将柏子仁捣碎，放入保温杯中，冲入沸水，盖闷15分钟后即可饮用。

用法

每晚餐后1剂，代茶频饮。

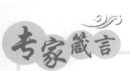
专家箴言

此茶有养心安神、益智、润肠的功效。

宜忌

✓ 适合血虚心悸、失眠、盗汗者晚间常饮。

✓ 老年人及妇女产后肠燥便秘者可用生柏子仁泡饮。

✓ 四季皆宜饮用。

✗ 大便溏泻者不宜。

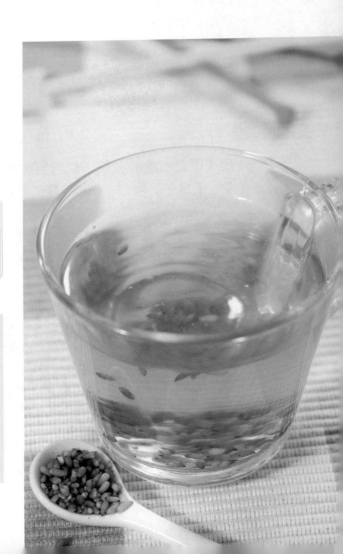

材料

柏子仁15克，粳米100克。

调料

蜂蜜适量。

做法

将柏子仁洗净，稍捣后，同粳米一起放入锅中，加适量水，同煮成粥，待粥将熟时加入蜂蜜，再稍煮即可。

用法

每日晚餐温热食用。

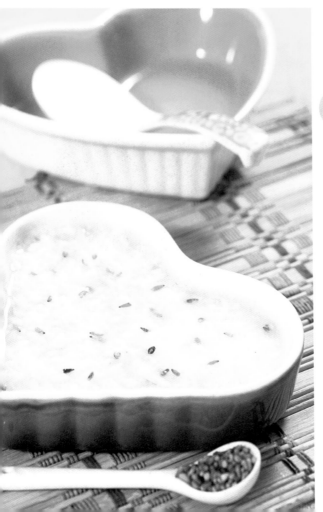

专家箴言

此粥出自《粥谱》，有养心安神、润肠通便的功效，是血虚阴亏、失眠心悸者的辅助食疗品。

宜忌

✓ 适合阴血耗伤亏虚所致的失眠、心悸、肠燥便秘者。

✓ 四季皆宜食用。

✗ 痰多及大便溏泻者不宜多食。

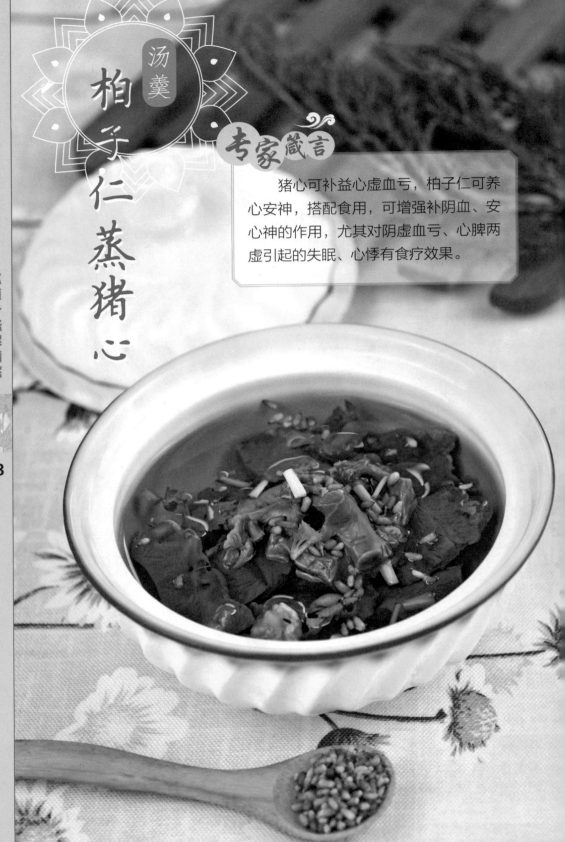

汤羹

柏子仁蒸猪心

专家箴言

猪心可补益心虚血亏，柏子仁可养心安神，搭配食用，可增强补阴血、安心神的作用，尤其对阴虚血亏、心脾两虚引起的失眠、心悸有食疗效果。

材料

炒柏子仁12克，猪心150克，香菜段适量。

调料

酱油 5 克，料酒 15 克，鲜汤、鸡精、香油各适量。

做法

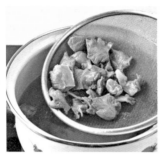

1 将猪心切成片，焯水后洗净。

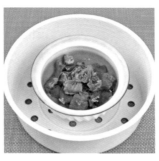

2 把猪心和炒柏子仁放入蒸碗中，加入酱油、料酒、鸡精和鲜汤，上蒸锅大火蒸30分钟。

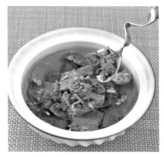

3 取出蒸碗，淋香油，撒上香菜段即成。

用法

随餐食用，失眠严重者最宜晚餐食用。

宜忌

✓ 适合心阴不足、心血亏虚或心脾两虚、心肾不交所致的心失所养、心悸、失眠多梦、夜卧不宁、疲乏无力、阴虚盗汗、腹胀、肠燥便秘者。

✓ 四季皆宜食用。

✗ 痰多、大便溏泻及血脂偏高者不宜多食。

养心安神药

大枣

别名 枣、红枣、枣子、干枣。

性味 味甘，性温。

归经 归脾、胃、心经。

专家藏言

大枣可补中益气，养血安神，是传统的补血、健心脾滋养品，也是治疗心失充养、心神无主而脏躁的要药。常用于情志不调、妇人脏躁所致的自悲自哭自笑、烦闷失眠以及气血亏虚、脾虚食少、乏力、便溏等。

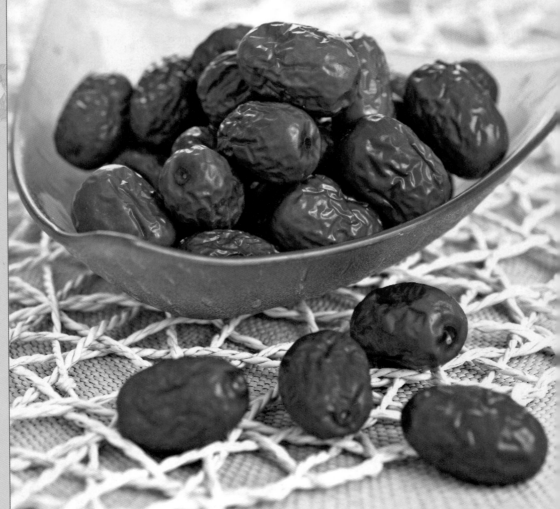

古籍说法

《神农本草经》："安中养脾。"

《名医别录》："补中益气，强力，除烦闷"。

药材选料

本品为鼠李科植物枣的成熟果实。以色红、肉厚、饱满、核小、味甜者为佳，山东、山西、新疆、甘肃等地所产均为佳品。市场上的大枣价格相差较大，尽量不要用低档廉价的劣质大枣，因其可能是陈年枣或二三级枣，存在气味杂乱、表皮干涩、肉质稀溏、渣多、甜度不一等问题。

 优质大枣

 劣质大枣

常用搭配

大枣单用效果就很好，用于养心安神时，也常与人参、龙眼肉、小麦、甘草等合用，以增强安神效果。

用法用量

直接食用，也可泡茶，浸酒，煮粥，做面食、羹汤或入丸、散，用法非常多样。一般擘破、去核后再煎服，药效能充分地发挥出来，煎服用量在6～15克。

人群宜忌

适宜人群	不宜人群
✅ 心失所养、心神无主、妇人脏躁所致的神经衰弱、自悲自哭自笑、烦闷失眠者	❌ 凡有湿痰、积滞、齿病、虫病者均不宜
✅ 气血虚弱、贫血、面容憔悴、消瘦或体重减轻、食欲不振、大便溏泻者	

茶饮

大枣、百合汁

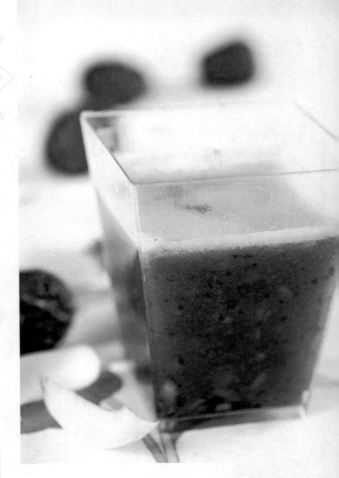

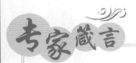

专家箴言

此饮能补血养阴，宁心安神，且味甜适口，适合情志不调、神经衰弱者常饮、久饮。

宜忌

✓ 适合长期情志不调、心血亏虚等所致的心神不宁、心悸失眠、面色萎黄、食欲不振者。

✓ 秋、冬季饮用尤佳。

✗ 有湿痰、积滞、气胀者不宜。

材料

大枣20克，百合10克。

做法

1 大枣擘破，去核；百合洗净，择成瓣。大枣与百合一同入锅，加适量水，煎至软烂，晾凉。

2 大枣、百合连同汤汁一起倒入榨汁机，搅打成汁即成。

用法

每日1剂，不拘时饮用。

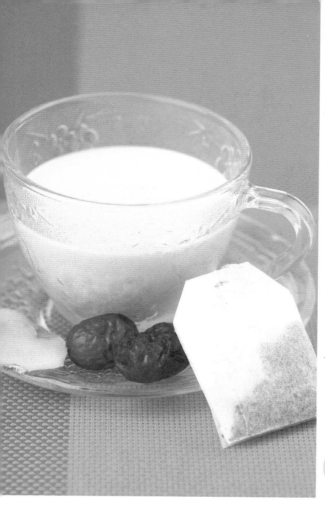

茶饮

姜枣奶茶

材料

生姜5克，大枣10克，牛奶100毫升，红茶包1个。

调料

红糖适量。

做法

生姜、大枣切成碎末（或打碎)，与红茶包一起放入保温瓶中，先用少量沸水冲开，再倒入热牛奶，闷泡10分钟后，倒出饮用。

用法

每日1杯，晚间温热饮用最佳。

专家箴言

牛奶温养脾胃，生姜暖胃止呕，大枣养心补血，同用可改善心神失养所致的夜卧不安、脾胃不和。

宜忌

✓ 适合心神失养所致失眠多梦、食欲不振、气逆呕吐、虚寒心腹疼痛者。

✓ 秋、冬季饮用尤佳。

✗ 湿痰、积滞、热盛、易腹胀者不宜多饮。

茶饮

芹菜大枣饮

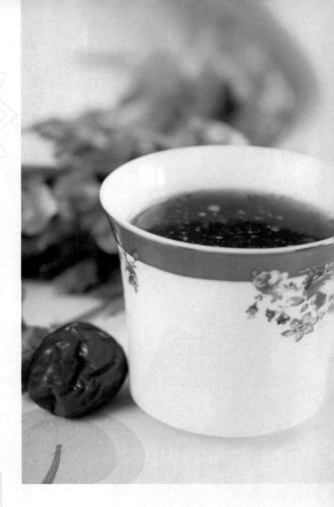

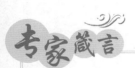

专家箴言

芹菜降压助眠，大枣补血安神，同用可降肝火，补肝血，安心神，降血压，有促进睡眠的作用。

宜忌

✓ 适合心肝血虚火旺所致的心神不宁、烦躁易怒、失眠多梦、头痛眩晕者，尤其适合高血压、神经衰弱者常饮。

✓ 四季皆宜饮用。

✗ 湿盛中满者不宜多饮。

材料

芹菜150克，大枣20克。

调料

白糖适量。

做法

先将大枣去核，加适量水煎煮30分钟，晾凉，再与洗净切段的芹菜、煮红枣的汤汁一起倒入打汁机中，搅打成汁，加入白糖即可。

用法

每日1杯，晚间温热饮用最佳。

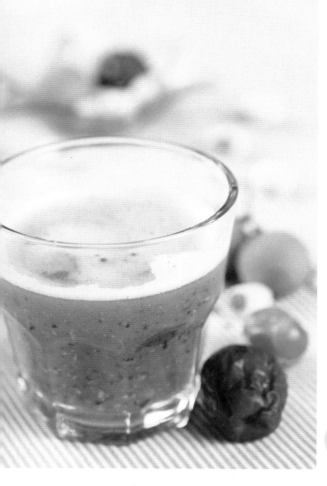

莲枣、龙眼饮

材料

大枣、去心莲子各15克，龙眼肉20克。

调料

白糖适量。

做法

大枣去核，与去心莲子同煮至软烂，晾凉，连同汤汁一起倒入榨汁机，加入龙眼肉，搅打成汁后加白糖即可饮用。

用法

每日1杯，不拘时饮用。

专家箴言

莲子、龙眼肉、大枣均是安神良药，常饮可补气血、养心神，最宜气血亏虚、神经衰弱者。

宜忌

✓ 适合情志不调、气血亏虚所致的心悸失眠、唉声叹气、面色萎黄、脾虚泄泻、带下清稀、遗精者。

✓ 秋、冬季饮用尤佳。

✗ 湿盛中满、积滞、大便秘结者及孕妇不宜多饮。

大枣百合花茶

茶饮

干百合花3克，大枣15克，蜂蜜10克。

将红枣擘破，与干百合花一同放入茶壶中，以沸水冲泡，加盖闷 20 分钟后，加入蜂蜜饮用。

每日1剂，代茶频饮。

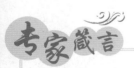 专家箴言

百合花清热润肺，养心安神，搭配大枣，能补血宁心，改善不良情绪。

宜忌

✓ 适合情志不调、气虚血亏所致的倦怠乏力、心烦失眠、气短干咳、面色萎黄者。

✓ 四季皆宜饮用。

✗ 湿盛中满、有积滞者及孕妇不宜多饮。

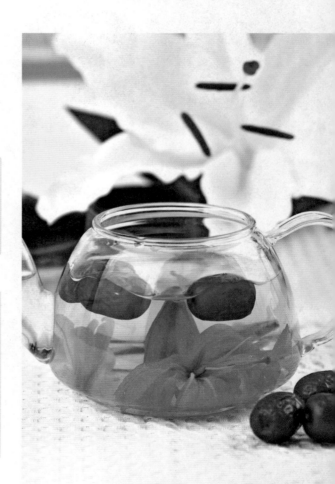

参枣粥

材料

去核大枣15克，西洋参6克，粳米100克。

调料

冰糖适量。

做法

粳米淘洗干净，与西洋参、大枣同入砂锅，加适量水烧开，撇净浮沫，改小火煮至粥稠，加冰糖稍煮即可。

用法

每日早、晚分2次温热食用。

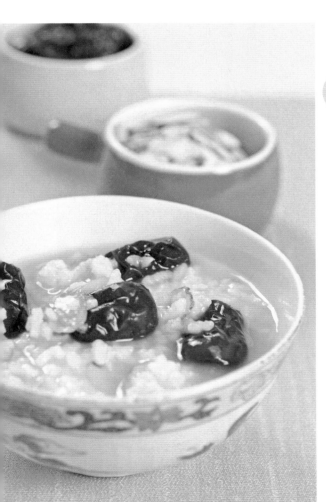

专家箴言

西洋参可凉补气血，搭配养心安神的大枣，可起到气血双补、提振精神、健脾和胃的作用。

宜忌

✔ 适合气血两虚所致的体倦乏力、懒言少语、精神萎靡、神经衰弱、食少消瘦、心悸气短、便溏浮肿者。

✔ 四季皆宜食用。

✖ 气滞胀满、痰湿内盛者不宜多食。

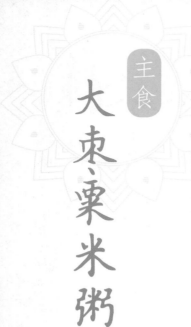

主食

大枣茯神粟米粥

材料

大枣30克，茯神15克，粟米（小米）100克。

做法

将大枣擘破、去核，茯神研成粉末，与粟米一起放入锅中，加适量水，共煮成粥即可。

用法

每日早、晚分2次温热食用。

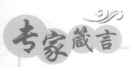

专家箴言

此方出自《太平圣惠方》，有清热除烦、通窍安神的功效，最宜情志不调、精神恍惚不乐者。

宜忌

✓ 适合情志不调、精神创伤所致的恍惚不宁、神不守舍、虚烦燥热、惊悸不眠、睡卧不安者食用。

✓ 四季皆宜食用。

✗ 积滞、中满、肾虚尿频、滑精者不宜。

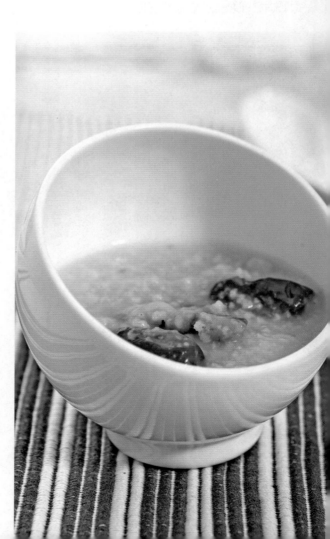

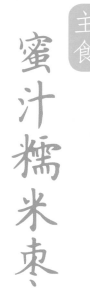

蜜汁糯米枣

材料

大枣100克，年糕坨150克。

调料

蜂蜜适量。

做法

1 将大枣对半切开，去除枣核。

2 年糕坨切成小片，夹在大枣中间，码放盘中，上蒸锅，大火蒸制30分钟，取出后浇上蜂蜜即可。

用法

每日作点心食用。

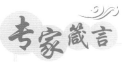

专家箴言

此点心不仅美味可口，让人心情愉悦，还有补气养血、安养心神的作用。

宜忌

✓ 适合气血亏虚所致的心脾失养、疲倦乏力、心烦失眠、苍白萎黄、食少消瘦者常食。

✓ 四季皆宜食用。

✗ 痰湿、积滞者不宜多吃。

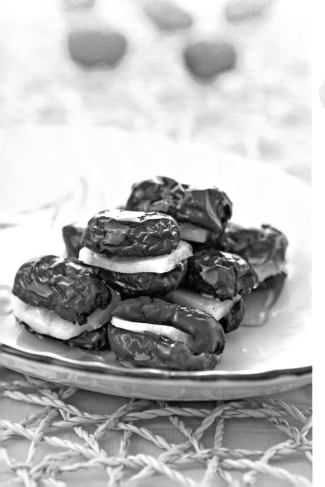

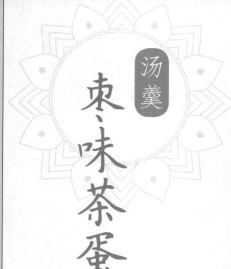

汤羹

枣、味茶蛋

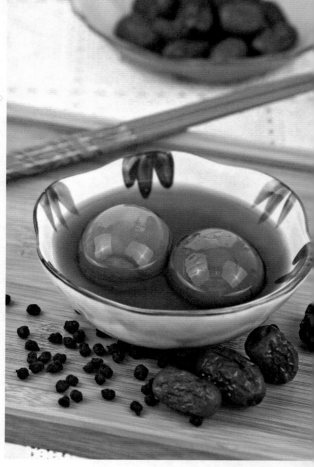

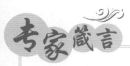 专家箴言

五味子可补益心肾、宁心安神，鸡蛋滋阴养血，搭配大枣同用，最宜阴血亏损、心神失养、体虚消瘦者。

宜忌

✓ 适合阴血亏损、心神失养或心肾不交所致的虚烦心悸、失眠多梦、食少消瘦、体虚乏力者。

✓ 四季皆宜食用。

✗ 内有实热、湿盛中满、痰湿肥胖者不宜多吃。

材料

大枣、五味子各10克，鸡蛋2个。

调料

盐适量。

做法

1 大枣洗净，切片；五味子打碎。

2 将鸡蛋放入砂锅内，加适量水先煮熟，剥去蛋壳，再加入大枣、五味子和盐，小火煮30分钟即可。

用法

每日睡前半小时食用，每次吃1个鸡蛋。食用前，鸡蛋可一直浸泡在药汁中。

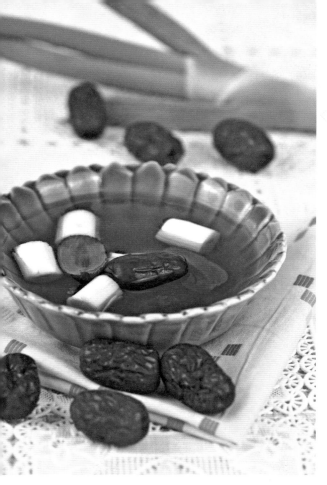

汤羹

煎枣葱白汤

材料

大枣20克，大葱白30克。

做法

将大枣洗净，擘破，去核，放入锅中，加适量水，大火烧开，煮30分钟，再加入洗净的大葱白，小火煮15分钟即可。

用法

每日睡前食用，吃枣喝汤。

专家箴言

　　此方有补中益气、养血安神的功效，睡前服食有促进睡眠的作用。

宜忌

✓ 适合心虚肝郁所致的虚烦失眠多梦、神经衰弱者。

✓ 四季皆宜服食。

✗ 湿盛中满、内有积滞者不宜多食。

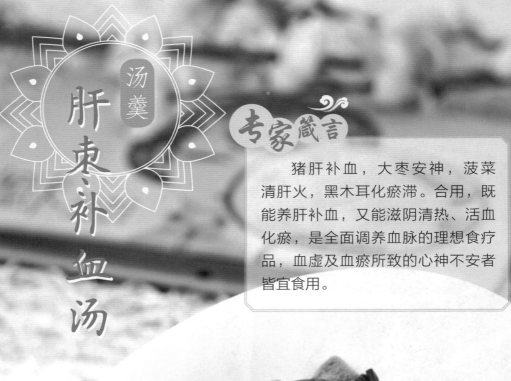

肝枣补血汤

汤羹

专家箴言

猪肝补血，大枣安神，菠菜清肝火，黑木耳化瘀滞。合用，既能养肝补血，又能滋阴清热、活血化瘀，是全面调养血脉的理想食疗品，血虚及血瘀所致的心神不安者皆宜食用。

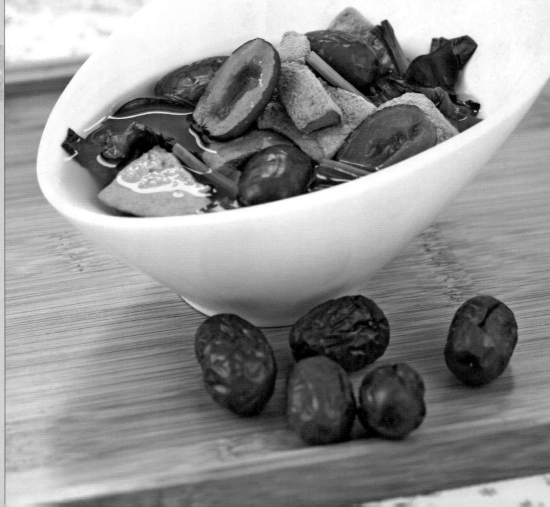

材料

猪肝50克，去核大枣20克，菠菜150克，水发黑木耳50克。

调料

盐、鸡精各适量。

做法

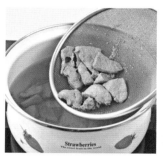

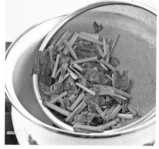

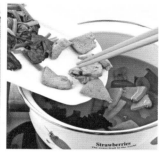

1 猪肝洗净，切成片，焯水后捞出备用。

2 菠菜择洗干净，切成段，焯烫一下。

3 把去核大枣和水发黑木耳放入锅中，加适量水，煮20分钟，放入猪肝、菠菜，再煮沸时加调料调味即可。

用法

随餐食用，每日1次，连服数日。

宜忌

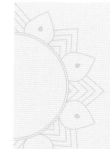

✔ 适合血虚或血瘀所致的贫血、面色萎黄、心神不宁、烦躁失眠、心悸、目暗、倦怠乏力、精神萎靡者。

✔ 适合产后有血虚、瘀滞、体虚乏力、心烦燥热的产妇调养。

✔ 四季皆宜食用。

✘ 孕妇不宜食用黑木耳。

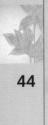

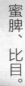

养心安神药

龙眼肉

别名 龙眼、龙眼干、桂圆、圆眼、蜜脾、比目。

性味 味甘，性温。

归经 归心、脾经。

专家箴言

龙眼肉可补心脾、益气血，且是安神良药，常用于思虑过度、劳伤心脾所致的惊悸怔忡、失眠健忘、食少体倦等，非常适合情伤忧思、伤及气血者及产后虚弱又烦闷者调养。

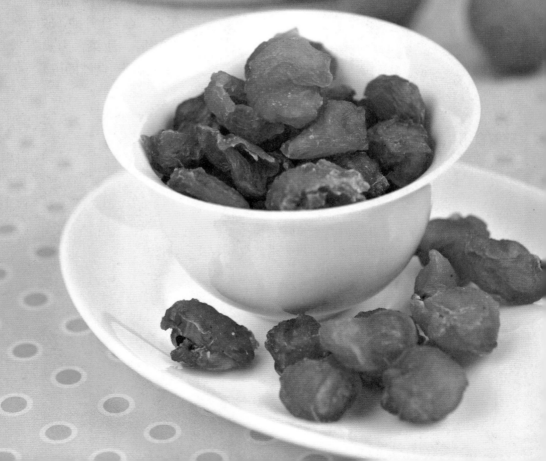

古籍说法

《神农本草经》："主安志、厌食，久服强魂魄，聪明轻身不老，通神明。"

《本草求真》："龙眼气味甘温，多有似于大枣，但此甘味更重，润气尤多，于补气之中，又更存有补血之功，故书载能益脾长智，养心保血，为心脾要药。是以心思劳伤而见健忘怔忡惊悸，及肠风下血，俱可用此为治。"

药材选料

本品为无患子科龙眼属植物龙眼的假种皮。以片大、肉厚、质细软、色棕黄、半透明、味浓甜者为佳。鲜龙眼、龙眼肉干、龙眼肉片均可选择。

鲜龙眼肉

龙眼肉干

龙眼肉片

常用搭配

龙眼肉单用有效，也常与人参、当归、大枣、酸枣仁等合用，以增强补益心脾、养血安神的效果。

用法用量

可煮粥，熬膏，泡茶，浸酒或入丸剂。煎服用量在10～25克，大剂量可用30～60克。

人群宜忌

适宜人群	不宜人群
✓ 思虑过度、劳伤心脾所致惊悸怔忡、失眠健忘、精神萎靡不振者	✗ 湿盛中满、内有痰火及湿滞停饮者忌服
✓ 脾气虚弱、食少体倦、气血亏虚、面容憔悴萎黄、便血、崩漏者	
✓ 产后、病后体虚、心情烦闷者	✗ 孕妇不宜

茶饮

龙眼洋参茶

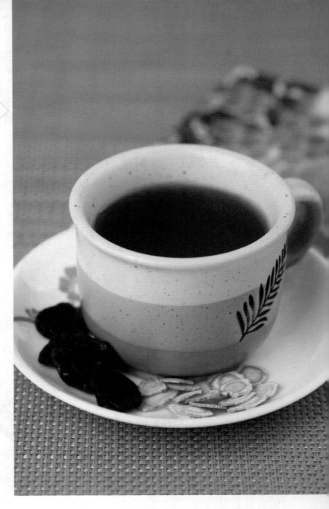

专家箴言

此茶有补气养血、安神健脑、增强精力的作用，最宜气血虚弱、萎靡不振者常饮。

宜忌

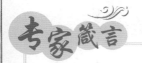

✓ 适合忧思过度、气血两亏、倦怠乏力、精神萎靡、少动懒言、心烦失眠、产后体虚、体力及脑力均衰退者常饮。

✓ 秋、冬季饮用尤佳。

✗ 湿盛中满、内有痰火者及孕妇不宜。

材料

龙眼肉15克，西洋参3克。

调料

白糖适量。

做法

将龙眼肉和西洋参一起放入茶壶中，冲入沸水，盖闷20分钟后饮用。

用法

每日1剂，可多次冲泡，代茶频饮，最后将龙眼肉、西洋参吃掉。

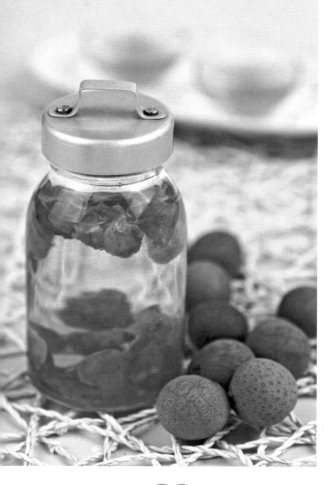

龙眼酒

材料

龙眼肉干250克，白酒500毫升。

做法

将龙眼肉干放进瓶中，注入白酒，密封保存，百日后可开封饮用。

用法

每次饮用15~30毫升，每日1~2次，连服数日。

专家箴言

此方有养心、健脾、安神的功效，尤善治思虑过度、心脾亏虚、心悸失眠。

宜忌

✓ 适合终日思虑、心血亏虚、心神不宁、心悸失眠、食少体倦、面容憔悴萎黄者饮用。

✓ 秋、冬季饮用尤佳。

✗ 湿盛中满、内有痰火者及孕妇不宜。

✗ 不宜饮酒者慎服。

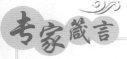

龙眼鸡肉粥

主食

 材料

龙眼肉15克，鸡胸肉70克，粳米100克。

 调料

盐、鸡精各适量。

做法

1 将鸡胸肉洗净，切碎备用。

2 粳米淘洗干净，和龙眼肉一起放入锅中，加适量水，煮至粥成，放入鸡肉滑散，再煮沸时加适量盐和鸡精调味即可。

 用法

每日早、晚分2次温热食用。

专家箴言

此粥可安心神，定魂魄，补气血，敛汗液，最宜气血虚弱、神经衰弱者，也是产后调养佳品。

宜忌

✓ 适合思虑过度、气血两虚、心悸失眠、食少体倦、体虚汗多者。

✓ 产后体虚者及更年期女性也宜多吃。

✓ 秋、冬季食用尤佳。

✗ 湿盛中满、内有痰火者及孕妇不宜。

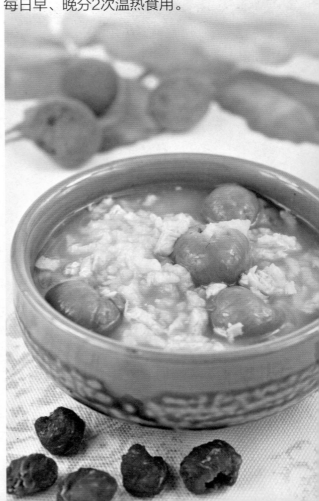

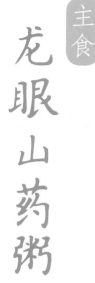

主食

龙眼山药粥

材料

龙眼肉20克，鲜山药100克，粳米100克。

做法

山药洗净，去皮，切成小块，与龙眼肉、淘洗好的粳米一起放入锅中，加适量水，同煮成粥即可。

用法

每日早、晚分2次温热食用。

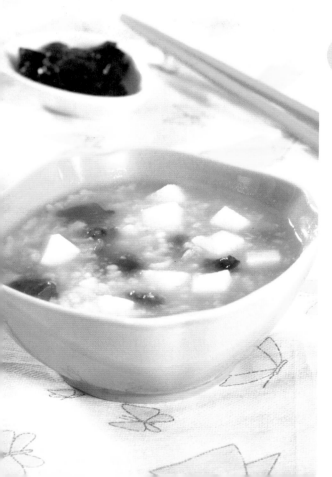

养心安神药 • 龙眼肉

49

专家箴言

山药是补益脾、肾的佳品，搭配龙眼肉，可健脾养心安神，常用于妇人脏躁、精神恍惚等症。

宜忌

✓ 适合气血两亏、心失所养所致的神志恍惚、悲伤喜哭、心烦失眠、多梦、身体倦乏、脑力衰退者。

✓ 秋、冬季食用尤佳。

✗ 湿盛中满，内有痰火、积滞，便秘者及孕妇不宜。

龙眼橘饼膏

膏方

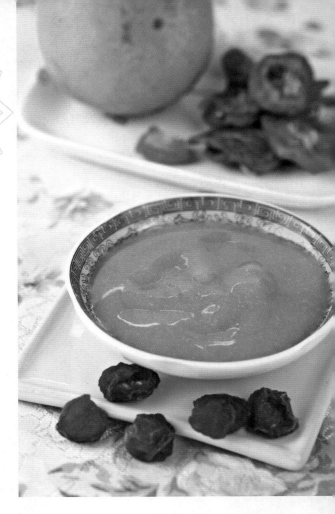

专家藏言

橘饼有解郁行气、调和脾胃的作用，搭配龙眼肉制膏，可养心，健脾，和胃，最宜心脾亏虚、肝郁不舒者。

宜忌

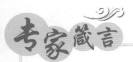

✔ 适合情志不舒、郁闷心烦、血虚心悸、失眠健忘、脾虚食少者服用。

✔ 秋、冬季服用尤佳。

✘ 湿盛中满、内有痰火者及孕妇不宜。

材料

龙眼肉200克，橘饼100克，蜂蜜适量。

做法

将龙眼肉、橘饼洗净，放入锅中，加适量水煮30分钟，用榨汁机搅打成泥，拌入蜂蜜制成膏，取密封容器盛装即可。

用法

每日不拘时取2勺服食，也可冲水调服。

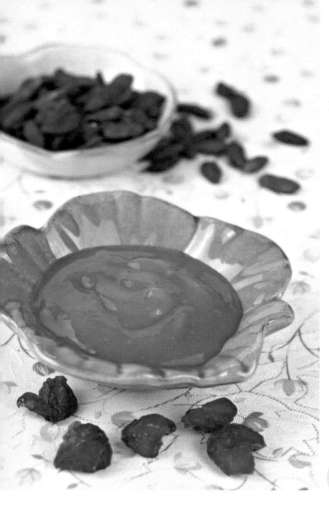

膏方
杞圆膏

材料

龙眼肉200克，枸杞子100克，蜂蜜适量。

做法

将龙眼肉、枸杞子洗净，放入锅中，加适量水煮30分钟，用榨汁机搅打成泥，拌入蜂蜜制成膏，取密封容器盛装即可。

用法

每日不拘时取2勺服食，也可冲水调服。

专家藏言

枸杞子滋益肝肾，养阴补血，与龙眼肉合用，可益血、安神、健脾。

宜忌

✓ 适合阴血亏虚、失眠心悸、倦怠乏力、眼目昏花、精力及脑力衰退者。

✓ 秋冬季服用尤佳。

✗ 外邪实热、湿盛中满、内有痰火者及孕妇不宜。

樱桃龙眼羹

汤羹

材料

龙眼肉10克，樱桃70克，枸杞子5克。

调料

白糖适量。

做法

1 将樱桃洗净，取肉，切丁。
2 锅中放入龙眼肉、枸杞子，加适量水烧开，改小火煮20分钟后，放入樱桃丁和白糖，续煮5分钟即可。

用法

可作为点心在两餐间食用。

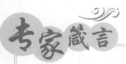

专家箴言

樱桃是养肝补血的天然食材，搭配龙眼肉、枸杞子，可增强补血、安神、健脾的功效。

宜忌

✓ 适合忧思过度、心情烦闷、失眠惊悸、食欲不振、体倦无力、精神萎靡、面容憔悴者常食。
✓ 春季鲜樱桃上市时最宜。

✗ 外邪实热、湿盛中满、内有痰火者及孕妇不宜。

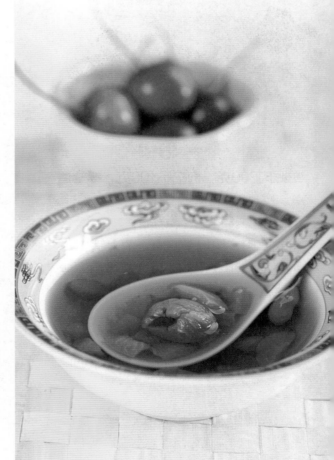

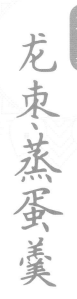

汤羹 龙枣蒸蛋羹

材料

龙眼肉、大枣各10克，鸡蛋2个。

调料

盐适量。

做法

1 将大枣去核，与龙眼肉一同煎煮，取汤汁，果肉切丁。

2 汤汁倒入蒸碗，打入鸡蛋，加盐，搅打均匀后上蒸锅，大火蒸10分钟取出，撒上果肉丁即成。

用法

每日作早餐食用，也可作为加餐或夜宵。

专家箴言

此羹可补脾气，养心血，最宜忧思过度而睡不香、吃不下、日渐消瘦者。

宜忌

 适合忧思过度、伤及心脾所致的失眠惊悸、精神萎靡、食欲不振、食少消瘦、体虚倦怠者。

 产后气血亏虚者宜食。

秋、冬季食用尤佳。

✗ 湿盛中满、内有痰火者及孕妇不宜。

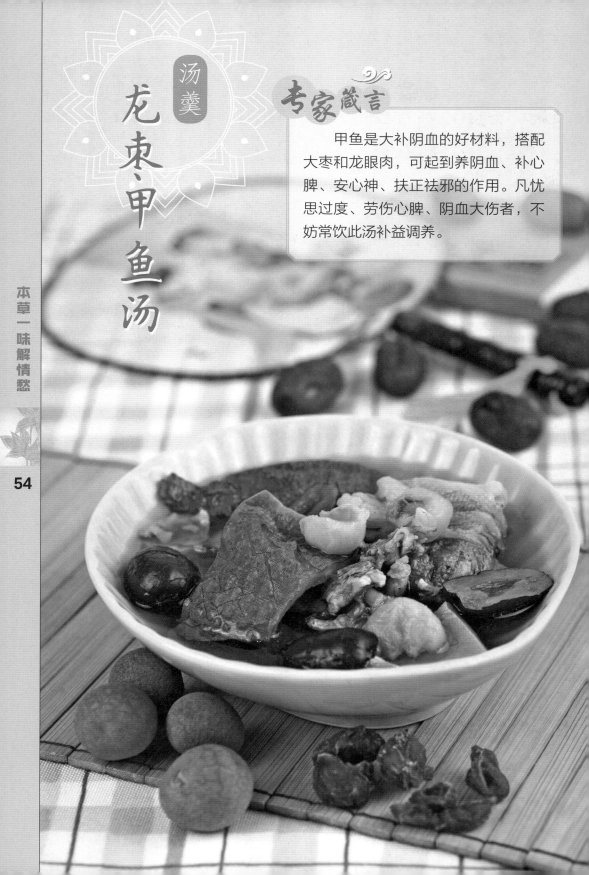

汤羹

龙枣甲鱼汤

专家藏言

　　甲鱼是大补阴血的好材料，搭配大枣和龙眼肉，可起到养阴血、补心脾、安心神、扶正祛邪的作用。凡忧思过度、劳伤心脾、阴血大伤者，不妨常饮此汤补益调养。

龙眼肉、去核大枣各30克，甲
鱼150克。

料酒、盐各适量。

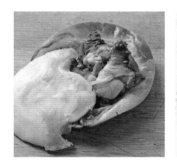

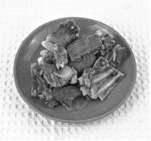

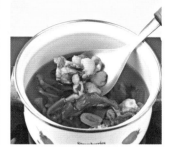

1 将甲鱼宰杀后，去除
外膜和内脏，清洗干
净。

2 将甲鱼肉放入开水锅
中焯烫一下，剁成大
块，备用。

3 把甲鱼肉和龙眼肉、
大枣一同入锅，加足
水分，烧开后撇去浮
沫，加料酒，煮2小
时，加盐调味即成。

每周选1日，分2顿温热食用，吃甲鱼肉、龙眼肉、大枣，喝汤。

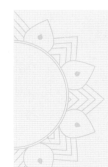

✅ 适合思虑过度、心脾亏虚、气阴不足所致
的心悸气短、烦躁失眠、日渐消瘦、体虚
乏力、精神萎靡不振、自汗、盗汗者。
✅ 产后或病后虚弱、心烦不宁者也宜食用。
✅ 秋、冬季食用尤佳。

❌ 湿盛中满、内有痰火及湿滞停饮者忌服。
❌ 孕妇不宜。

养心安神药

小麦

别名 小麦米、麦。

性味 味甘，性微寒。

归经 归心经。

专家箴言

　　小麦是养心除烦的天然良药，可用于心神不宁、烦躁失眠、妇人脏躁及烦热消渴等，也有健脾补虚、止虚汗的作用，尤其适合更年期女性调养。

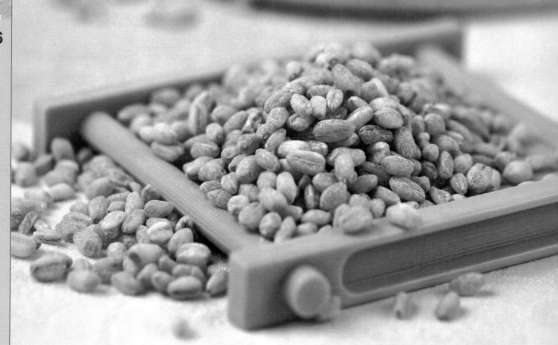

古籍说法

《本草蒙筌》："养心气、肝气，止漏红、唾红，通淋，利小便，除热，解烦渴。"

《名医别录》："主除热，止燥渴，利小便，养肝气，止漏血，唾血。"

药材选料

本品为禾本科植物小麦的成熟颖果。以颖果呈矩圆形或近卵形、颗粒饱满充实、浅褐色、无杂质者为佳，北方产小麦好于南方产小麦。在日常饮食中，选择小麦或小麦面粉均宜。

 小麦

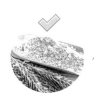 小麦面粉

常用搭配

小麦常单用作主食，也常与大枣、甘草等煎汤合用，专治妇人脏躁。

用法用量

可做成粥、面、饭、饼等主食，也可煎汤饮服。煎服用量在30～60克。小麦面可用冷水调服或炒黄后以温水调服。

人群宜忌

适宜人群	不宜人群
✓妇人脏躁、喜悲伤欲哭、神经衰弱、烦热失眠、虚汗不止者，更年期女性尤宜	✗无
✓脾胃虚弱、肠胃不固、消渴口干者	

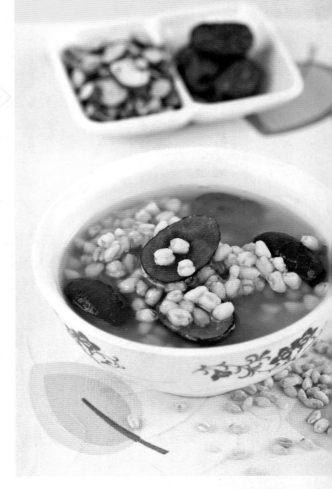

主食

甘麦大枣粥

专家箴言

此方出自《金匮要略》，有健脾养心安神的功效，是治妇人脏躁、调理情志病的名方。

宜忌

✓ 适合心脾亏虚所致的精神不振、情志恍惚、悲伤欲哭、情绪易于波动、心中烦乱、睡眠不安者。

✓ 更年期潮热多汗、心情烦躁者宜食用。

✓ 四季皆宜食用。

✗ 湿盛中满、有积滞者不宜多吃。

材料

小麦100克，大枣、甘草各10克。

调料

白糖适量。

做法

1 将甘草放入料包中，大枣擘破，去核，一同入锅，加适量水，煮30分钟。

2 取出料包，放入小麦，续煮至粥成，加白糖调味即可。

用法

每日晚餐作主食食用，连食5~7日。

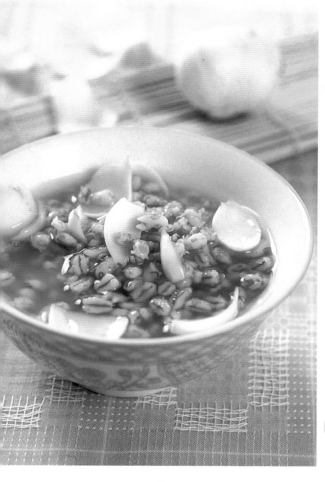

材料

鲜百合20克，小麦100克。

调料

白糖适量。

做法

锅中放小麦和适量水，煮至粥黏稠时放入百合和白糖，略煮即可。

用法

每日晚餐作主食食用，常食见效。

专家箴言

小麦养心除烦，百合清心安神，合用可增强养阴清热、安养心神的作用，对调理情志病有特效。

宜忌

✓ 适合精神恍惚、悲伤欲哭、失眠多梦、虚烦惊悸、烦热多汗、肺热咳血者食用。

✓ 四季皆宜，秋季更佳。

✗ 此粥较寒凉，风寒咳嗽及虚寒便溏者不宜。

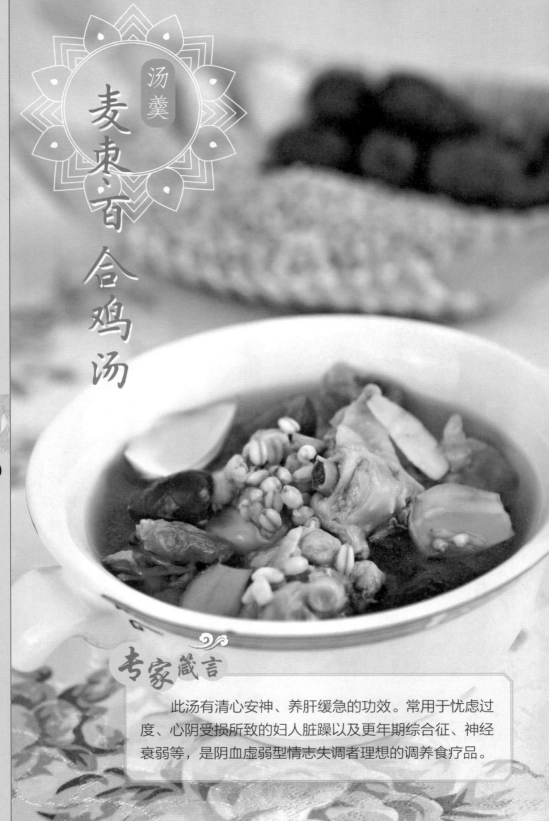

汤羹

麦枣百合鸡汤

专家箴言

　　此汤有清心安神、养肝缓急的功效。常用于忧虑过度、心阴受损所致的妇人脏躁以及更年期综合征、神经衰弱等，是阴血虚弱型情志失调者理想的调养食疗品。

材料

鸡肉200克，小麦40克，大枣（去核）6个，鲜百合30克，龙眼肉8克。

调料

盐适量。

做法

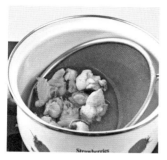

1 鸡肉洗净，切块，焯水备用。

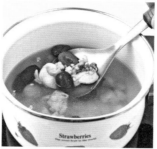

2 将鸡肉和小麦、大枣一起放入锅中，加适量水，大火烧开，改小火煮1小时。

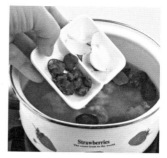

3 放入龙眼肉和鲜百合，续煮15分钟，加盐调味后盛出即可。

用法

随餐食用，可分2~3次，吃所有材料，喝汤，1天内吃完。

宜忌

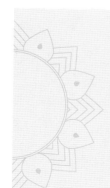

✓ 适合忧虑过度、心阴受损、神不守舍、言行失常、精神恍惚、易悲欲哭、心中烦乱、坐卧不安、喜怒无常者常食。

✓ 更年期综合征、神经衰弱、经前期紧张综合征、癔病、精神分裂症患者皆宜食用。

✓ 四季皆可，秋、冬季食用尤佳。

✗ 肝火郁结引起的烦躁易怒、心火上炎所致心中烦乱者不宜食用。

莲子

别名　莲肉、莲米、莲实、藕实。

性味　味甘、涩，性平。

归经　归脾、肾、心经。

专家箴言

莲子有益肾固精、补脾止泻、止带、养心安神的功效。因其入心、肾经，能养心血，益肾气，交通心肾，故有安神的功效。常用于心肾不交所致的虚烦、心悸、失眠等症。

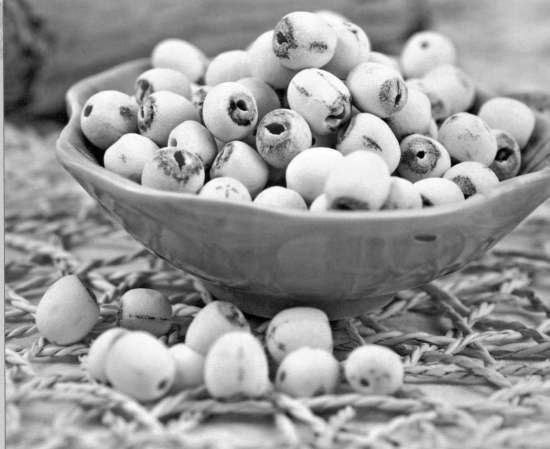

古籍说法

《神农本草经》："主补中，养神，益气力。"

《本草纲目》："交心肾，厚肠胃，固精气，强筋骨，补虚损。"

药材选料

莲子为睡莲科植物莲的干燥成熟种子，以个大、饱满、质润、整齐者为佳。莲子心味苦性寒，可清心安神，祛心火。心火盛者宜选择带莲子心的莲子，而脾胃虚寒者，尽量选择去掉莲子心的莲肉。

脾胃虚弱者宜选择去心莲子

有心火者宜选择带心莲子

常用搭配

莲子可单用，如要增强安神功效，也常与酸枣仁、茯神、合欢皮、远志、大枣、龙眼肉等药材同用。

用法用量

莲子用法极多，可煎汤，煮粥，也可打粉泡饮或入面做主食，或入丸、散。煎服用量在10～15克。

人群宜忌

适宜人群	不宜人群
✓心肾不交所致虚烦、心悸、失眠者	✗中满腹胀及大便燥结者不宜
✓脾虚久泻、食欲不振者	
✓脾虚带下、遗精、滑精者	

主食

莲子百合粥

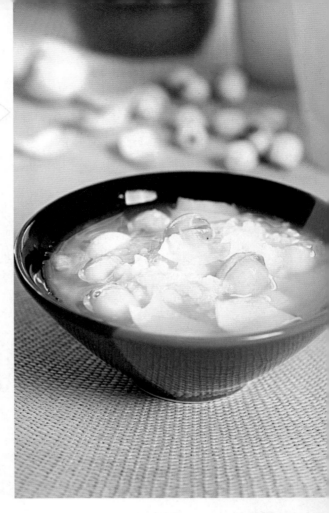

专家箴言

莲子养心安神，百合润肺清心，共煮成粥能起到滋阴润燥、宁心安神的作用，对情志不调所致心肺阴亏者尤其有效。

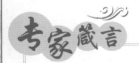

宜忌

✓ 适合情志不调所致心肺阴亏、悲伤易哭、情绪不稳定、烦热多汗、失眠多梦、易惊、肺燥咳血者。

✓ 秋、冬季食用尤佳。

✗ 积滞胀满、消化功能差者不宜多吃。

材料

鲜百合、鲜莲子各50克（或干品各25克），糯米100克。

做法

将百合、莲子洗净，与糯米一起放入锅中，加适量水，共煮成粥即可。

用法

每日早、晚分2次温热食用，常食见效。

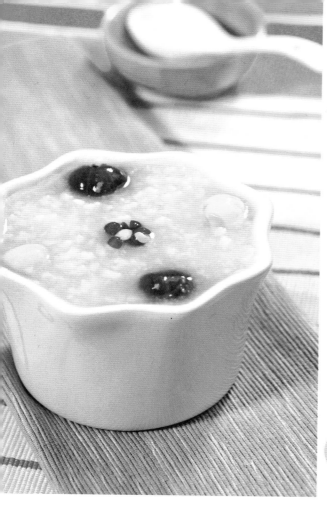

材料

莲子20克，芡实、大枣各10克，粳米100克。

调料

冰糖适量。

做法

先将莲子、芡实放入锅中，加适量水，煮30分钟，再放入粳米和大枣，续煮30分钟，最后放入冰糖略煮即成。

用法

每日早、晚分2次温热食用，宜常食见效。

专家箴言

此粥益气健脾、安养心神，止带止泻，对情志不和所致的心脾虚弱者调养最为有益。

宜忌

✔ 适合因情志不和所致心脾虚弱、贫血、乏力、失眠、食少、便溏、腹泻、带下、梦遗者。

✔ 秋、冬季食用尤佳。

✖ 中满腹胀及大便燥结者不宜多吃。

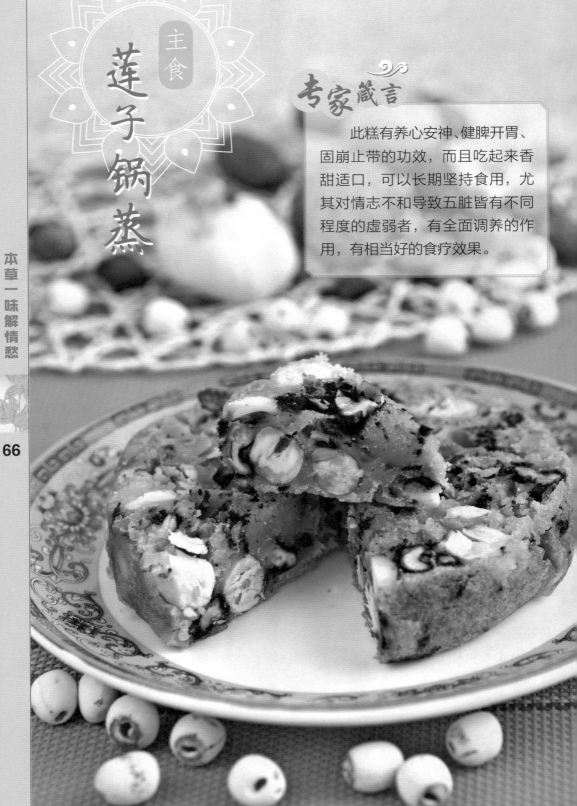

莲子锅蒸

主食

专家箴言

此糕有养心安神、健脾开胃、固崩止带的功效，而且吃起来香甜适口，可以长期坚持食用，尤其对情志不和导致五脏皆有不同程度的虚弱者，有全面调养的作用，有相当好的食疗效果。

材料

莲子20克，鲜百合、核桃仁各15克，玫瑰花3克，大枣10克，面粉200克。

调料

泡打粉2克，白糖30克。

做法

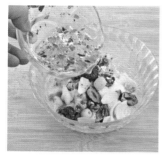 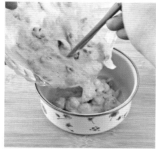 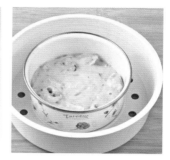

1 莲子煮软，核桃仁捣碎，大枣劈破，同鲜百合、面粉放入大碗中，加入调料，倒入玫瑰花瓣泡的水。

2 所有材料搅拌均匀后倒入蒸盆中，静置30分钟饧发。

3 将蒸盆放入冷水蒸锅，点火加热，开锅后30分钟即可出锅，切成小块，装盘食用。

用法

每日随餐做主食食用，连服15日。

宜忌

✓ 因忧思过度、情志不和伤及五脏所致的气血不足、精神萎靡、食少体虚、睡卧不安、心烦气短、肺燥咳嗽、遗精、崩漏、带下、久泻者均宜坚持食用。

✓ 秋、冬季食用尤佳。

✗ 中满腹胀、脾胃积滞者不宜多吃。

养心安神药·莲子

67

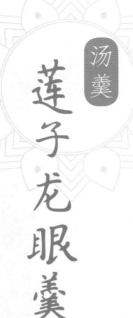

汤羹 莲子龙眼羹

材料

莲子肉50克，龙眼肉15克。

调料

冰糖适量。

做法

将莲子肉磨成粉，用水调成糊状，放入沸水中，同时放入龙眼肉煮成粥糊状，加入冰糖即可。

用法

每日临睡前服用。

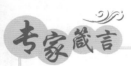专家箴言

此粥有补益心肾、安神固精、健脾止泻的作用，最宜心肾脾亏虚者食用。

宜忌

✔ 适合心肾不足引起的心悸失眠、虚烦多梦、遗精者。

✔ 思虑过度所致脾虚食少、面色萎黄、腹泻、带下者。

✔ 秋、冬季食用尤佳。

✘ 内有郁火、中满腹胀及大便燥结者不宜。

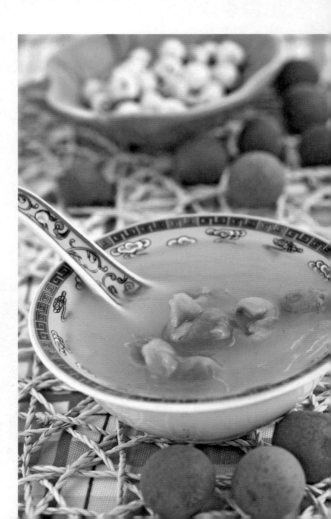

汤羹

银莲菠菜汤

材料

去心莲子15克，水发银耳50克，菠菜100克。

调料

盐、鸡精各适量。

做法

去心莲子放锅中，加适量水，煮1小时，放入银耳，续煮30分钟，放入焯烫后切成段的菠菜，再煮沸时加鸡精、盐调味即可。

用法

随餐食用，常食见效。

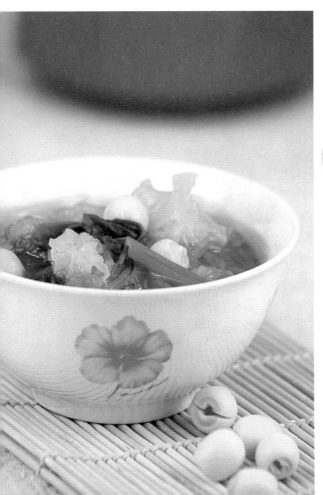

专家箴言

此汤有滋阴养血、安神除烦、调养脾胃的功效。

宜忌

✓ 适合烦躁不安、失眠心悸、食欲不振、贫血乏力者常食。

✓ 四季皆宜食用。

✗ 湿盛中满者不宜多吃。

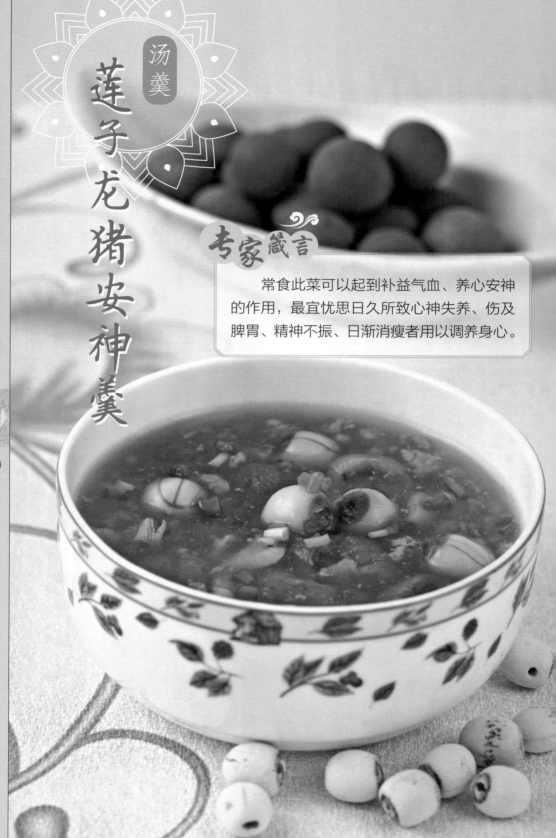

莲子龙猪安神羹

专家箴言

常食此菜可以起到补益气血、养心安神的作用，最宜忧思日久所致心神失养、伤及脾胃、精神不振、日渐消瘦者用以调养身心。

材料

莲子30克，龙眼肉15克，猪肉馅70克，香葱末少许。

调料

淀粉、盐、鸡精各适量。

做法

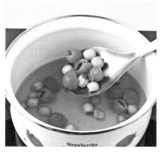

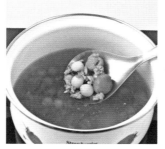

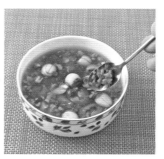

1 先将莲子、龙眼肉一起放入锅中，加适量水，煮1小时。

2 再放入猪肉馅滑散，煮沸时撇净浮沫，加盐、鸡精调味，用淀粉勾芡。

3 做好的羹盛入碗中，撒上香葱末即成。

71

用法

晚餐食用，每食适量。

宜忌

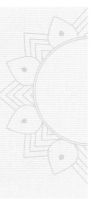

✓ 适合忧思日久、心神失养、失眠多梦、心神不定、心虚气短、血虚贫血、烦躁易哭、精神萎靡者常食。

✓ 脾胃虚弱、不思饮食、体倦乏力、日渐消瘦者宜多吃，产后体虚心烦者也适合。

✓ 秋、冬季食用尤佳。

✗ 体内有痰湿积滞者不宜多吃。

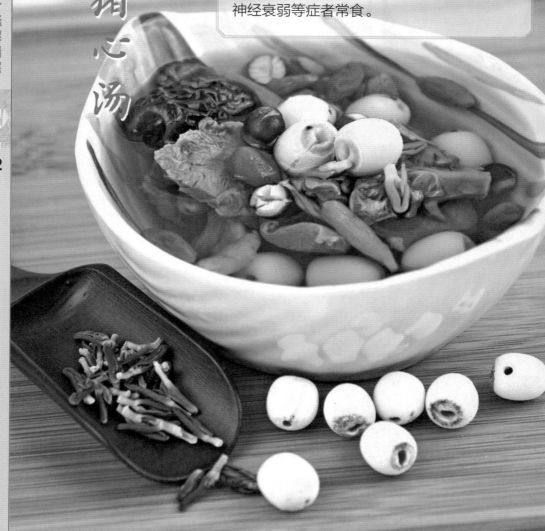

汤羹

莲子莲心猪心汤

专家箴言

此汤有清心火、安心神、滋肾阴、固肾精的功效，最宜长期情志不和所致的心肾亏虚及心肾不交者，有心烦失眠、心悸怔忡、神经衰弱等症者常食。

材料

猪心50克，莲子20克，莲子心3克，芡实10克，麦冬、枸杞子各5克，蜜枣2个。

调料

盐、鸡精各适量。

做法

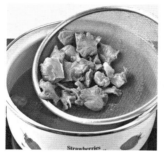 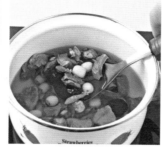 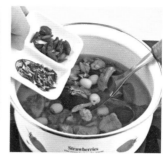

1 将猪心切片，焯水后洗净备用。

2 把莲子、芡实、麦冬、蜜枣一起放入锅中，加适量水，小火煮1小时。

3 放入莲子心和枸杞子，续煮15分钟，加入调料调味即成。

用法

随餐食用，晚餐最佳。

宜忌

✓ 适合情志不和所致心肾阴虚、心肾不交，症见心烦失眠、心悸怔忡、梦多遗精、精神萎靡、腰酸乏力、形体消瘦、带下清稀者。

✓ 神经衰弱、更年期综合征、甲状腺功能亢进、高血压、神经官能症、脑动脉硬化等属于心肾不交者宜食用。

✓ 秋、冬季食用尤佳。

✗ 如有以上症状，但属于肾阳虚寒者不宜。

灵芝

别名 灵芝草、紫芝、赤芝、红芝、菌灵芝、木灵芝。

性味 味甘，性平。

归经 归心、肺、肝、肾经。

专家箴言

灵芝有补气安神、止咳平喘的功效，是用途广泛的滋补强壮品。因其能补心血、益心气、安心神，故常用于气血不足、心神失养所致的心神不宁、失眠、惊悸、多梦、健忘、体倦神疲、食少等症。

古籍说法

《神农本草经》："紫芝味甘温，治耳聋，利关节，保神益精气，坚筋骨，好颜色，久服轻身不老延年。"

《药性论》："保神益寿。"

药材选料

本品为多孔菌科真菌赤芝或紫芝的干燥子实体。除野生外，现多为人工培育品种，阴干或烘干后使用。栽培灵芝以子实体粗壮、肥厚、柄短、菌盖背部或底部管孔呈淡黄或金黄色者为最佳，呈白色者次之，呈灰白色而且管孔较大者则质量最次。

 优质灵芝　　　 劣质灵芝

常用搭配

灵芝可单用，用于安神时，也常与当归、酸枣仁、夜交藤、柏子仁、龙眼肉、大枣等其他补血安神药材同用。

用法用量

可泡茶，煎汤，浸酒，煮粥或入丸、散。煎服用量在6～12克，研末吞服为1.5～3克。

人群宜忌

适宜人群		不宜人群
✓ 气血不足、心神失养所致的心神不宁、失眠、惊悸、多梦、健忘、体倦神疲、食少者		✗ 有实证者慎服
✓ 形寒咳嗽、痰多气喘者		
✓ 虚劳气短、不思饮食、手足逆冷、烦躁口干、免疫力低下者及肿瘤患者		

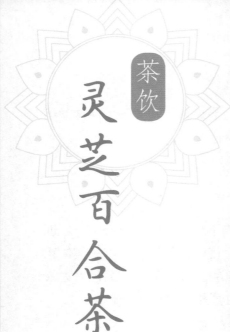

茶饮

灵芝百合茶

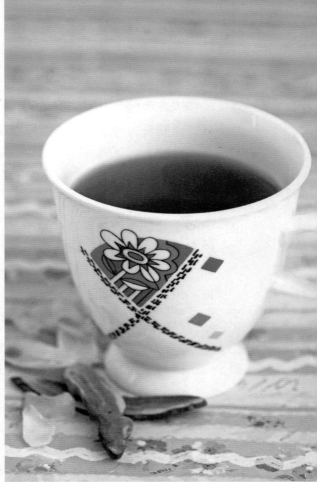

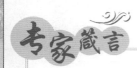
专家箴言

　　此饮有益气润肺、宁心安神的功效，对情志不和所致的心神不宁、免疫力低下有改善作用。

宜忌

✓ 适合体倦神疲、心烦易怒、失眠健忘、精神恍惚、咳嗽气短、不思饮食、免疫力低下者常饮。

✓ 四季皆宜饮用。

✗ 有实证者不宜多饮。

材料
灵芝10克，百合8克。

调料
白糖适量。

做法
将灵芝、百合放入砂锅中，加适量水，煎煮40分钟，滤渣取汤，分成2份，调入白糖即可饮用。

用法
每日早、晚各饮用1次。

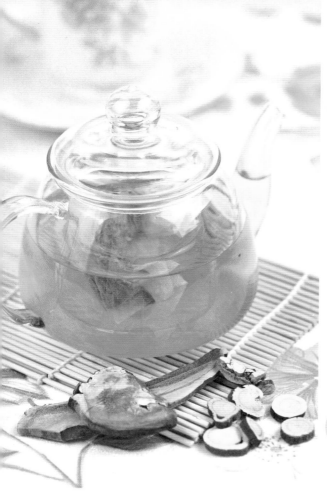

灵芝甘草茶

专家箴言

此茶有补气安神、止咳平喘的功效，对气血虚弱、心神失养、肺虚咳喘均有调养作用。

材料

灵芝6克，甘草5克。

做法

将灵芝和甘草一起研为细末，装入茶袋后放入茶壶中，冲入沸水，盖闷20分钟后饮用。

用法

每日1剂，代茶频饮。

宜忌

✓ 适合因气血亏虚、心神失养所致的神疲乏力、心神不宁、惊悸多梦者。

✓ 悲忧伤肺所致的气短、咳嗽、痰多、免疫力低下者宜常饮。

✓ 四季皆宜饮用。

✗ 有实证者慎服。

灵芝粥

主食

材料

灵芝15克，粳米100克，枸杞子5克。

调料

白糖适量。

做法

将灵芝放入锅内，加适量水煎煮30分钟，去渣留汤，先放入粳米，煮20分钟，再放入枸杞子和白糖，煮10分钟即成。

用法

每日早、晚分2次温热食用。

专家箴言

此粥可补益气血、养心补肺，情志不和者常食能改善心肺亏虚的状况，提高免疫力。

宜忌

✓ 适合情志不和日久所致的心神失养、失眠多梦、体倦神疲、肺虚咳嗽、痰多气喘、免疫力低下者。

✓ 四季皆宜食用。

✗ 有实证者不宜多吃。

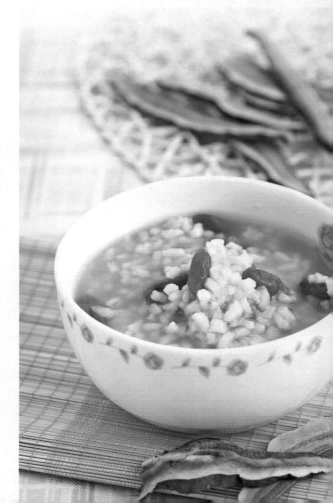

灵芝樱桃银耳羹

材料

灵芝10克，水发银耳50克，鲜樱桃20粒。

调料

冰糖适量。

做法

1 先将灵芝放入锅内，加适量水煎煮30分钟，去渣留汤。

2 先放入银耳，文火煮30分钟，再放入去核的樱桃和冰糖，煮5分钟即成。

用法

可作为两餐间的点心食用，也可做夜宵。

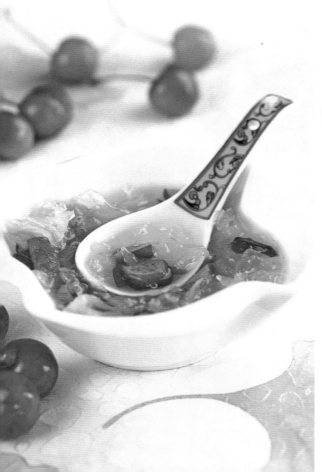

专家箴言

此羹可补肝肾，益脾胃，养心神，止咳喘。

宜忌

✓ 适合心伤日久所致气阴两虚、心神失养、失眠多梦、咳嗽气短、神疲乏力、食少、免疫力下降者。

✓ 春季樱桃上市时服食最佳。

✗ 有实证者慎服。

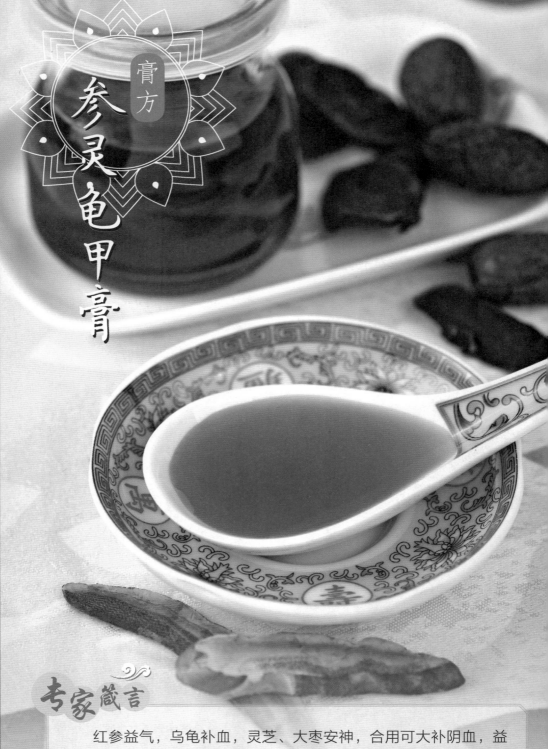

参灵龟甲膏

本草一味解情愁

80

专家箴言

　　红参益气，乌龟补血，灵芝、大枣安神，合用可大补阴血，益气补元，安养心神，增强免疫力。适用于长期情志不调所致气血不足者，并可预防易由此导致之病，如神经衰弱、肺病、肿瘤等。

灵芝30克，红参、大枣各20克，龟甲120克。

蜂蜜适量。

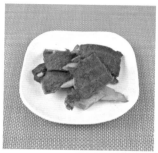 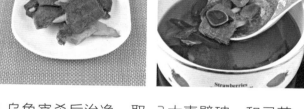 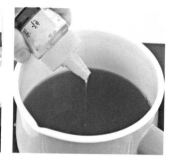

1 乌龟宰杀后治净，取龟甲焯烫，剁成块。

2 大枣劈破，和灵芝、红参、龟甲同入锅中，加适量水，煎煮2小时，滤渣取汤汁。

3 把汤汁再倒入锅中，加入蜂蜜，熬煮成膏，倒入瓶中保存。

81

每日早、晚各喝1汤匙。

✓ 适合长期情志不调所致的气血不足、身体虚羸、体倦乏力、肺虚咳喘、头晕耳鸣、心痛憋气、心神不宁、心烦失眠者。

✓ 妇女产后虚弱、更年期综合征兼有情志不和者宜食用。

✓ 秋、冬季食用尤佳。

✗ 有实证及湿盛、气滞胀满者慎服。

茯神

别名 茯神木、伏神、抱木茯神。

性味 味甘、淡，性平。

归经 归心、脾经。

专家箴言

茯神有宁心、安神、利水的功效，性能与茯苓相似，但茯苓入脾肾多用，而茯神入心多用，安神定志效果更佳，尤其擅长治心神不安、心虚惊悸、健忘、失眠、惊痫、小便不利等，现代研究也证实其有显著的镇静作用。

古籍说法

《名医别录》："主辟不祥，治风眩、风虚、五劳、七伤、口干，止惊悸，多恚怒，善忘，开心益智，安魂魄，养精神。"

《本草纲目》："《神农本草》只言茯苓，《名医别录》始添茯神，而主治皆同。后人治心病必用茯神。"

《本草经疏》："其气味与性应是茯苓一体，茯苓入脾肾之用多，茯神入心之用多。"

《药性论》："主惊痫，安神定志，补劳乏。"

药材选料

本品为多孔菌科植物茯苓菌核中间带有松根（即"茯神木"）的白色部分，以内厚实，松根细小者为佳。茯神抱木心而生，最大特征是有木心部分，其宁心安神的作用比茯苓更佳。

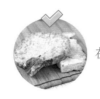 茯神

 茯苓

常用搭配

茯神可单用，也常与酸枣仁、柏子仁、人参、当归等养血安神药同用。

用法用量

多为煎汤，煮粥或入丸、散。煎服用量在9～15克。

人群宜忌

适宜人群		不宜人群
✓ 心神不定、恍惚不乐、虚劳烦躁、心虚血少、神不守舍、惊悸不眠、睡卧不安者		✗ 肾虚小便不利或不禁、虚寒滑精者慎用
✓ 精神受打击或创伤后出现神昏、惊痫、倦乏萎靡、心绞痛、小肠不利、抑郁者		

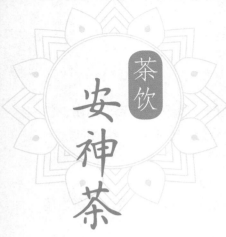

茶饮

安神茶

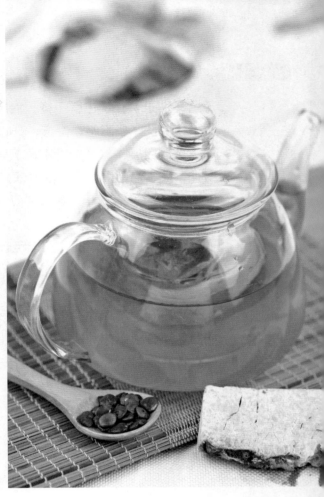

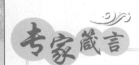

专家藏言

此茶可宁心安神、定惊镇静。常用于心气不足所致的虚烦不眠、惊悸怔忡等。

宜忌

✔ 适合心气不足、虚烦不眠、惊悸怔忡、精神恍惚、神不守舍、劳怯健忘者常饮。

✔ 四季皆宜饮用。

✘ 肾虚滑泻者不宜。

材料

茯神、炒酸枣仁各10克。

做法

将茯神和炒酸枣仁研成粗末，放在茶包中，置于茶壶中，冲入沸水，盖闷20分钟后即可饮用。

用法

每日1剂，代茶频饮，失眠者可在睡前半小时冲泡饮用。

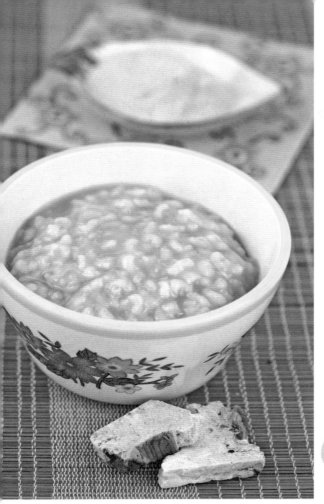

茯神粥

专家箴言

此粥可除烦止狂，善治心胸气结、心神不宁、心虚烦热、惊悸等症。

材料

茯神15克，粳米100克。

调料

白糖适量。

做法

将茯神捣为末，与淘洗好的粳米混匀，一起放入锅中，加适量水共煮成粥，加白糖调味即可。

用法

每日早、晚分2次温热食用。

宜忌

✓ 适合心神不宁、精神恍惚、神不守舍、烦躁抑郁、惊悸失眠者食用。

✓ 情志不和，尤其是精神遭受创伤者宜用此粥调养。

✓ 冬季饮用尤佳。

✗ 肾虚小便不利或不禁、虚寒滑精者不宜。

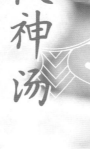

汤羹

茯神汤

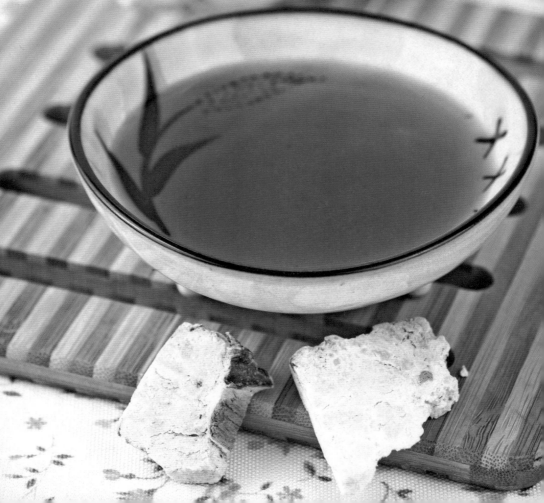

专家箴言

　　此方出自《圣济总录》，是治虚劳烦躁不得眠的传统食疗方。尤其对长期情志不调或精神受打击、创伤者，是调养身心、安神定惊、解郁助眠的良方。

材料

茯神（去木）、人参片各30克，炒酸枣仁150克。

调料

生姜20克，白糖适量。

做法

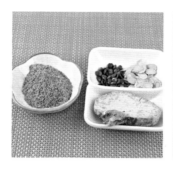
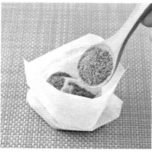
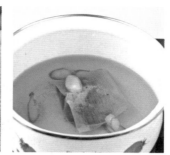

1 将茯神、人参片、酸枣仁共同研成粗末，装瓶备用。

2 每次取5克混合粉末，装入调料袋，封好口。

3 生姜切片，和调料袋同放入锅中，加水300毫升，煎煮至水剩下200毫升，取汤汁饮用。

用法

每日早、中、晚分3次空腹温热饮用。

宜忌

✓ 适合长期精神抑郁，症见心神不定、精神恍惚、抑郁不乐、烦躁失眠、神不守舍、惊悸不安者。

✓ 适合受突发性精神刺激或创伤，出现神志昏乱、精神萎靡、倦怠呆滞、抑郁、心痛如绞等症状者。

✓ 四季皆宜饮用。

✗ 肾虚小便不利或不禁、虚寒滑精者不宜。

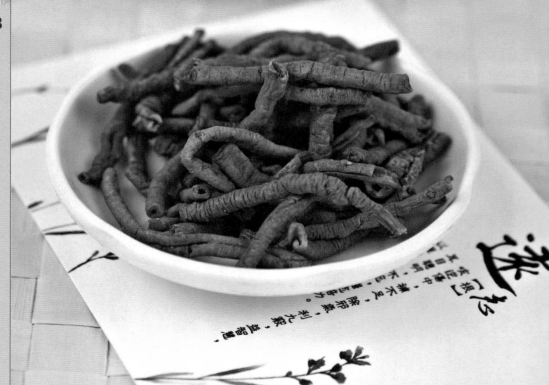

远志

别名 苦远志、棘菀、细叶远志、细草。

性味 味苦、辛，性温。

归经 归心、肾、肺经。

专家箴言

远志有安神益智、祛痰开窍、消散痈肿的功效，是宣泄通达、交通心肾、安定神志、益智健脑的佳品。远志还是利心窍、逐痰涎的良药，可用于痰阻心窍所致的癫痫惊狂。现代研究也证实，远志有镇静、催眠、降压及抗惊厥等作用。

古籍说法

《神农本草经》："主咳逆伤中，补不足，除邪气，利九窍，益智慧，耳目聪明，不忘，强志，倍力。"

《名医别录》："定心气，止惊悸，益精，去心下膈气。"

《药品化义》："入心开窍，宣散之药。凡痰涎伏心，壅塞心窍，致心气实热，为昏聩神呆、语言謇涩，为睡卧不宁，为恍惚惊怖，为健忘，为梦魇，为小儿客忤，暂以豁痰利窍，使心气开通，则神昏自宁也。"

药材选料

本品为远志科植物远志或卵叶远志的干燥根。去木心后生用或制用（以甘草煎煮而成），甘草制远志可缓解生品的苦味和对咽喉的刺激感，更安全且易入口，二者均可选择。

 生远志

 甘草制远志

常用搭配

用于安神时，远志常与茯神、酸枣仁、夜交藤、人参、莲子等同用。

用法用量

可煎汤或煮粥，也可浸酒或入丸、散。煎服用量在5~10克。

人群宜忌

适宜人群	不宜人群
✓心肾不交所致的心神不宁、失眠多梦、惊悸怔忡、神志恍惚、健忘者	✗凡实热或痰火内盛者，以及有消化性溃疡或胃炎者慎用
✓痰阻心窍所致的癫痫抽搐、惊风发狂、精神失常者	
✓痰多黏稠、咳吐不爽或外感风寒、咳嗽痰多者	✗心肾有火、阴虚阳亢者忌服
✓痈疽疮毒、乳房肿痛、喉痹者	

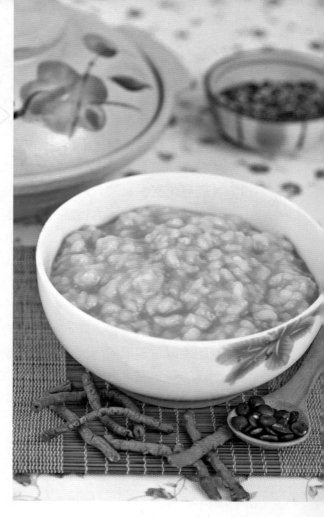

主食
远志枣仁粥

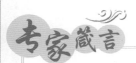
专家箴言

此粥有补肝、宁心、安神的功效，最宜情志不调、心血亏虚、心肾不交所致的神经衰弱者调养。

宜忌

✓ 适合心虚血亏、心肾不交引起的失眠、惊悸、精神恍惚、健忘者。

✓ 四季皆宜食用。

✗ 有实热、痰火内盛者不宜。

材料

远志、炒酸枣仁各10克，粳米50克。

做法

先将远志、炒酸枣仁放入锅中，加适量水，煎煮30分钟，滤渣留汤，再倒入淘净的粳米，煮至粥成。

用法

每日睡前半小时作为夜宵食用。

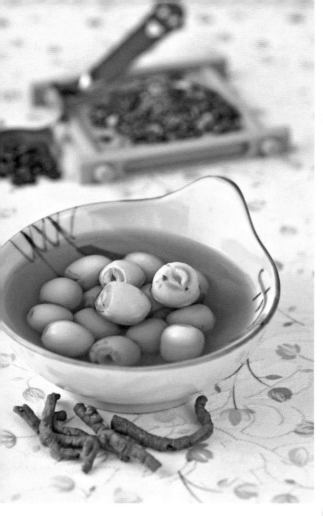

汤羹

安神定志汤

材料

远志、炒酸枣仁各 10 克，去心莲子 20 克，冰糖适量。

做法

将远志、炒酸枣仁装入调料包，和莲子同放入锅中，加适量水，煮1小时，捡去调料包，放入冰糖，稍煮即可。

用法

每日 1 剂，睡前半小时饮服，吃莲子，喝汤。

专家箴言

此汤能安神定志，是失眠、神志昏乱者的补益良方。

宜忌

✓ 适合心神不宁、失眠多梦、神志恍惚、心悸、精神异常者饮用。

✓ 四季皆宜饮用。

✗ 有实热、痰火内盛者不宜。

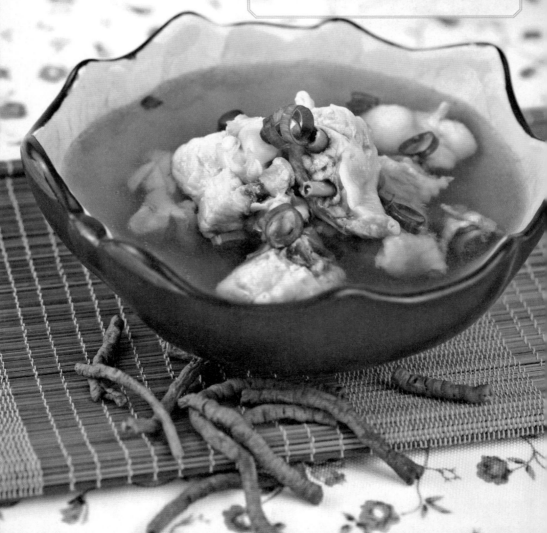

远志鸡汤

专家箴言

此方出自《滇南本草》，有补益气血、安神定志的功效。常用于长期情志不调所致气血亏损、心神不宁者，产后虚损兼有产后抑郁、精神恍惚者也可用此汤调养。

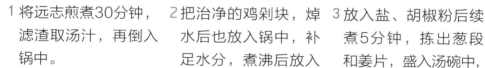

材料

远志 10 克，治净的鸡 200 克，葱段、姜片各 15 克，香葱末少许。

调料

料酒、盐、胡椒粉各适量。

做法

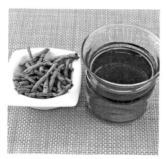
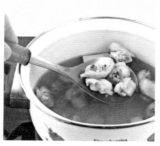
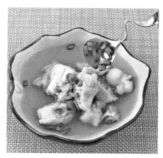

1 将远志煎煮30分钟，滤渣取汤汁，再倒入锅中。

2 把治净的鸡剁块，焯水后也放入锅中，补足水分，煮沸后放入葱段、姜片、料酒，小火煮1小时。

3 放入盐、胡椒粉后续煮5分钟，拣出葱段和姜片，盛入汤碗中，撒上香葱末即成。

用法

随餐食用，吃肉喝汤，每食适量。

宜忌

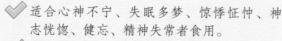

✓ 适合心神不宁、失眠多梦、惊悸怔忡、神志恍惚、健忘、精神失常者食用。

✓ 产后虚损所致的抑郁、精神萎靡或神志恍惚者宜食。

✓ 四季皆宜食用。

✗ 实热或痰火内盛、阴虚阳亢者不宜。

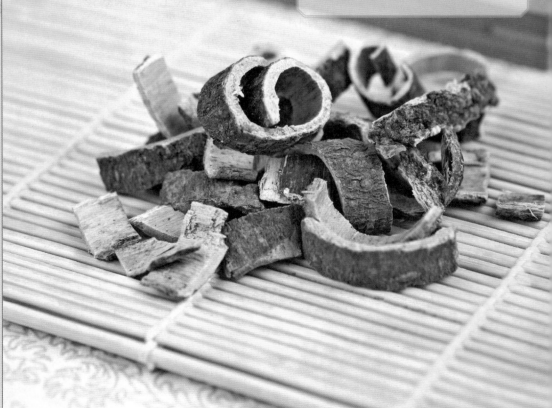

养心安神药

合欢皮

别名 合昏皮、夜合皮、合欢木皮。

性味 味甘，性平。

归经 归心、肝、肺经。

专家箴言

合欢皮有解郁安神、活血消肿的功效。其善解肝郁，为悦心安神的要药。常用于情志不遂、忿怒忧郁、烦躁失眠、心神不宁等症，能使五脏安和、心志欢悦，从而起到安神解郁的作用。

古籍说法

《神农本草经》："主安五脏，和心志，令人欢乐无忧。"

《本草求真》："合欢，气缓力微，用之非止钱许可以奏效，故必重用久服，方有补益怡悦心志之效矣。"

《本草汇言》："合欢皮，甘温平补，有开达五神，消除五志之妙应也。……主和缓心气，心气和缓，则神明自畅而欢乐无忧。如俗语云，萱草忘忧，合欢蠲忿，正二药之谓软。"

药材选料

本品为豆科植物合欢的干燥树皮。以皮薄均匀、嫩而光润、皮孔明显者为佳。常见的伪品为山合欢皮，其栓皮糙、厚，呈黑褐色，易剥落，老皮则无皮孔。

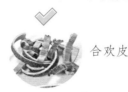
合欢皮

山合欢皮

常用搭配

合欢皮可单用，用于解郁安神时，也常搭配夜交藤、柏子仁、酸枣仁、大枣、甘草等合用。

用法用量

可煎汤，煮粥。煎服用量在6～12克。由于合欢皮药力较缓，需常服、久服方可见效。

人群宜忌

适宜人群	不宜人群
✓情志不遂、忿怒忧郁、烦躁失眠、心神不宁、心气躁急者	✗本品含有一种收缩子宫的成分，称为"合欢催产素"，孕妇不宜
✓肺痈、胸痛、咳吐脓血、疮痈肿毒、血瘀肿痛者	

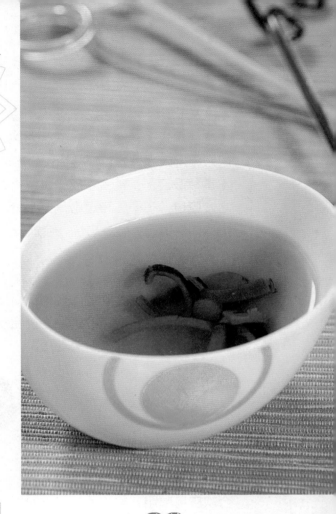

合欢甘草茶

茶饮

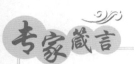

专家藏言

　　此茶是解郁安神的食疗佳品，对缓解情志不调、肝郁失眠具有良效。

宜忌

✓ 适合情志不遂、忧愁抑郁、恼怒愤懑、心神不宁、烦躁失眠、胸痛咳血者饮用。

✓ 四季皆宜。

✗ 孕妇不宜。

材料

甘草、合欢皮各15克。

调料

冰糖适量。

做法

将甘草、合欢皮分别洗净，和冰糖一起放入杯中，冲入沸水，加盖闷泡15分钟即可饮用。

用法

每日1剂，可多次冲泡，代茶频饮。

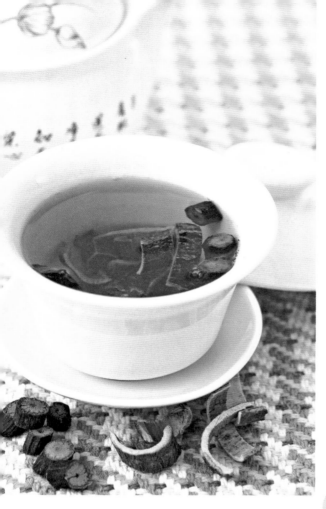

茶饮

合欢夜交藤茶

材料

合欢皮12克，夜交藤18克。

调料

蜂蜜适量。

做法

将合欢皮和夜交藤洗净，切碎，共同置于保温瓶中，冲入沸水，盖闷15分钟后即可饮用。

用法

每日1剂，晚间饮用可起到催眠作用。

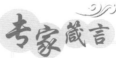
专家箴言

此茶解郁和血、宁心安神，是抑郁失眠者的调养良方。

宜忌

✅ 适合因情志不遂所致的抑郁不乐、胸闷不舒、烦躁失眠、心神不宁者。

✅ 冬季饮用尤佳。

❌ 孕妇不宜。

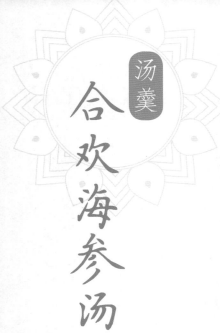

汤羹

合欢海参汤

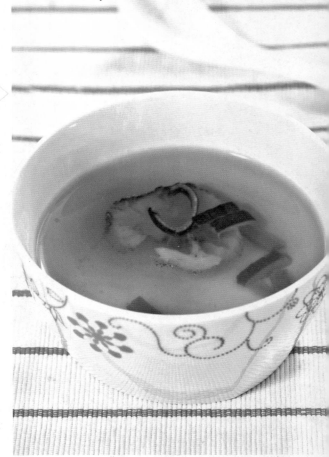

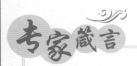 专家箴言

　　海参可补虚损、益肾精、保护心血管，搭配解郁安神的合欢皮，可令人五脏安和、心志愉悦、免疫力提高。

宜忌

✓ 适合因抑郁烦躁所致的失眠、健忘者，常食对保护心血管、预防早衰、肿瘤等均有一定效果。

✓ 冬季饮用尤佳。

✗ 孕妇不宜。

材料

水发海参100克，合欢皮15克。

调料

盐、胡椒粉各适量。

做法

1 合欢皮放入砂锅，加适量水煎煮30分钟，滤渣留汤。

2 海参治净，切成条，放入锅中煮两沸，加盐、胡椒粉调味即可。

用法

随餐食用，吃海参，喝汤。

宽胸解郁药

茉莉花

别名 茉莉、末利、小南强、柰花、木梨花。

性味 味辛、甘，性温。

归经 归脾、胃、肝经。

专家箴言

茉莉花有理气、开郁、辟秽、和中的功效。其既能调畅脾胃，又能疏解肝郁，特别适合情绪烦闷、心胸不畅、紧张头痛、目赤、下痢腹痛者。

古籍说法

《本草纲目拾遗》："茉莉花蒸取，气香味淡，其气上能透顶，下至小腹，解胸中一切陈腐之气。"

《随息居饮食谱》："和中下气，辟秽浊，治下痢腹痛。熏茶、蒸露、入药皆宜。"

《饮片新参》："平肝解郁，理气止痛。"

药材选料

本品为木犀科植物茉莉的花。以朵大、刚刚开放、纯净、色洁白或淡黄白、气香浓者为佳，干、鲜品均可选择。平时不妨在家中种一盆茉莉花，随时取用，非常方便。

 鲜茉莉花

 干茉莉花

常用搭配

茉莉花可单用，也常与玫瑰花、代代花、薄荷等材料合用，以增强宽胸解郁的效果。

用法用量

常泡茶，也可煎汤或煮粥。煎服用量在3～5克。

人群宜忌

适宜人群	不宜人群
✓ 郁闷不畅、胸膈不舒、情绪不佳者	✗ 本品辛温，不宜久用
✓ 头痛头晕、头脑不清醒、精神压力大、目赤、疮毒发作者	
✓ 下痢腹痛者	

茶饮

茉莉花茶

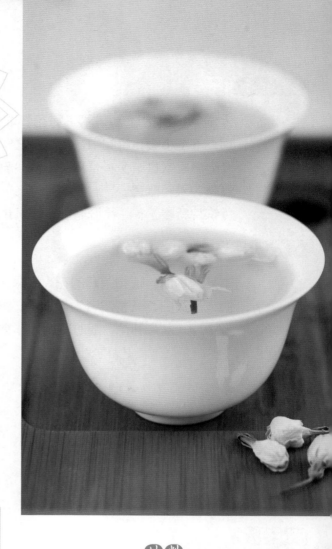

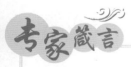
专家藏言

　　此茶芳香怡人，舒畅心胸，愉悦神志，清醒头脑，是传统的解郁茶。

宜忌

✓ 适合情绪忧愁、烦躁、心胸郁闷不畅、紧张头痛、精神压力大者饮用。

✓ 春、夏季饮用尤佳。

✗ 此茶偏温，体热者不宜多饮，或与绿茶搭配饮用。

材料

茉莉花5克。

做法

将茉莉花放入杯中，冲入沸水，浸泡5~10分钟后即可饮用。

用法

每日1剂，代茶频饮。

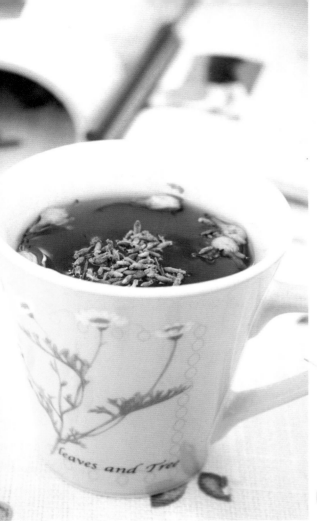

茶饮

茉莉薰衣草茶

材料

薰衣草、茉莉花各3克，蜂蜜适量。

做法

将薰衣草、茉莉花放入杯中，冲入开水浸泡，待水温降至60℃以下时，调入蜂蜜搅匀即可。

用法

每日1剂，多次冲泡，代茶频饮。

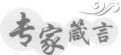

专家箴言

薰衣草可镇静催眠，缓解焦虑，消除头痛，搭配茉莉花，有安神解郁、止头痛、消滞气的作用。

宜忌

✓ 适合情绪郁闷烦躁、紧张焦虑、失眠头痛、肠胃胀气、恶心、眩晕者饮用。

✓ 春、夏季饮用尤佳。

✗ 孕妇不宜。

茶饮

茉莉菖蒲茶

材料

茉莉花、菖蒲各6克，绿茶3克。

做法

将所有材料放入杯中，冲入沸水，盖闷15分钟后饮用。

用法

每日1剂，多次冲泡，代茶频饮。

专家箴言

此茶可行气解郁，化湿和胃，常用于心悸健忘、失眠多梦、神经官能症及脾胃不和等病。

宜忌

✓ 适合心悸失眠、神经衰弱、情绪不稳定、胃痛食少、嗳气、大便不爽者。

✓ 冬季饮用尤佳。

✗ 气虚喘促者不宜多饮。

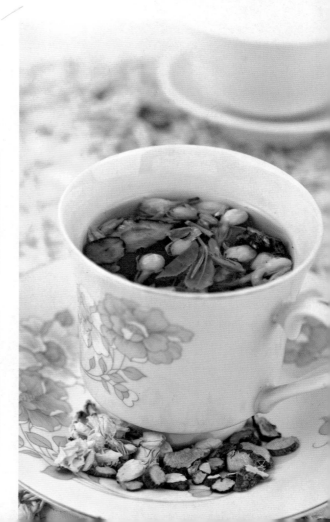

茉瑰粥

材料

茉莉花、玫瑰花、山楂各6克，粳米100克。

调料

红糖适量。

做法

将粳米淘洗干净后倒入锅中，加入山楂和适量水，大火烧开，改小火煮20分钟，再放入茉莉花、玫瑰花续煮10分钟，盛入碗中，调入红糖拌匀即可。

用法

每日早、晚分2次温热食用。

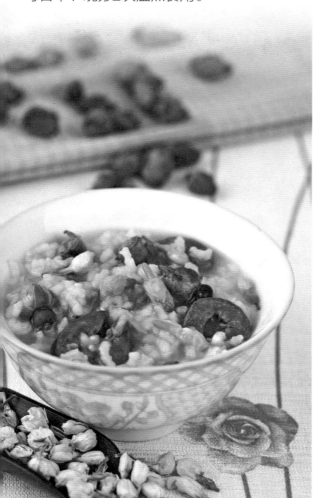

专家箴言

玫瑰花、茉莉花解郁理气，山楂、红糖活血化瘀，此粥可舒肝解郁、活血调经、安神止痛。

宜忌

☑ 适合肝郁气滞血瘀所致胸胁胀闷、肝胃气痛、心情不畅、月经不调、痛经、面色晦暗、黄褐斑多者。

☑ 四季皆可，春季最宜。

✖ 孕妇不宜。

茉莉葡萄干粥

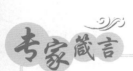

专家箴言

　　此粥可解郁安神、清除秽气，可用于肝气不舒、胃气不和。

宜忌

✔ 适合抑郁烦闷、肝气不舒、胃气不和、食欲不振、恶心呕吐、风热头痛、目赤肿痛者常食。

✔ 四季皆宜食用。

材料

茉莉花5克，糯米100克，葡萄干适量。

做法

将糯米洗净，放入开水锅中大火烧开，煮至米粒开花时，加入葡萄干、茉莉花，续煮5分钟即成。

用法

每日早、晚分2次温热食用。

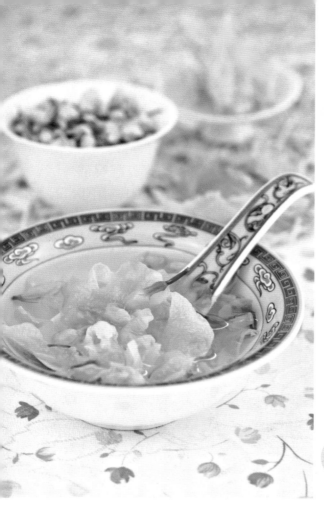

茉莉银耳汤

材料

茉莉花5克，水发银耳50克。

调料

冰糖适量。

做法

先将洗净的银耳放入锅中，加适量水煮30分钟，再放入茉莉花和冰糖，续煮5分钟即成。

用法

每日早餐温热食用，或作为两餐间的加餐。

专家箴言

此汤可滋阴解郁、生津润肺，常用于治疗久郁伤阴、肺燥干咳、神经衰弱、慢性咽炎等。

宜忌

✓ 适合情志抑郁不畅、伤及肺阴所致肺热干咳、咳血、慢性咽炎者，神经衰弱、血压高、阴虚烦躁、便秘者也宜常食。

✓ 四季皆宜食用。

✗ 虚寒咳嗽者不宜。

宽胸解郁药

玫瑰花

别名 笔头花、刺玫花、徘徊花。

性味 味甘、微苦，性温。

归经 归肝、脾经。

专家箴言

玫瑰花有疏肝解郁、活血止痛的作用，常用于肝郁气滞所致的肝胃气痛、月经不调等症，因其具有活血散瘀的作用，故还可止痛。尤其对于女性来说，是化解不良情绪、修复心情的良药。

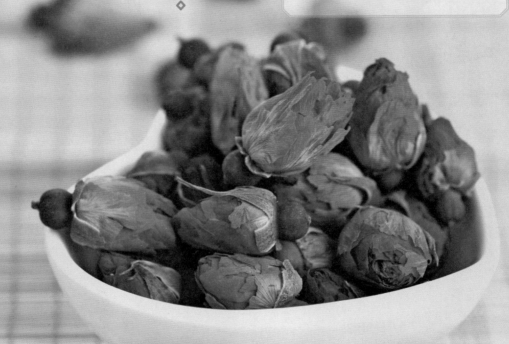

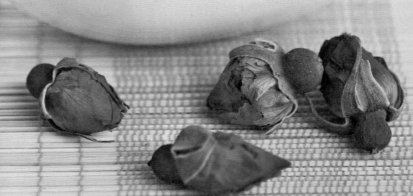

古籍说法

《本草正义》："玫瑰花，香气最浓，清而不浊，和而不猛，柔肝醒胃，流气活血，宣通窒滞而绝无辛温刚燥之弊。"

《随息居饮食谱》："调中活血，舒郁结，辟秽，和肝。"

《本草纲目拾遗》："和血行血，理气，治风痹、噤口痢、乳痛、肿毒初起、肝胃气痛。"

药材选料

本品为蔷薇科植物玫瑰干燥初放花蕾。以朵大、瓣厚、色重、鲜艳、香气浓者为佳，花已开放过大、香味及色泽淡的品质较差。月季花容易与玫瑰花混淆，应注意区分。

玫瑰花：
花朵较小，为未开放的花蕾，花托为半球形

月季花：
花朵较大，为半开放花，花托为长形

常用搭配

玫瑰花可单用。用于胸胁胀痛，常与佛手、砂仁、香附搭配；用于月经不调，常与当归、川芎、白芍配伍。

用法用量

可泡茶，煎汁，煮粥或入丸、散。煎服用量在1.5～6克。

人群宜忌

适宜人群	不宜人群
✓ 肝气郁滞所致的月经不调、经前乳房胀痛、色斑丛生、肤色暗黄、气色不佳、心情郁闷不畅者	✗ 阴虚火旺者慎服
✓ 肝郁犯胃所致的胸闷气滞、脘胁胀痛、呕恶食少者	✗ 玫瑰花为活血品，孕妇不宜
✓ 跌打损伤、瘀肿疼痛者	

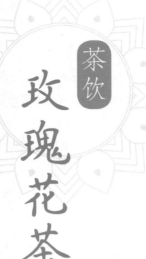

玫瑰花茶

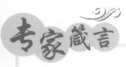

专家箴言

　　此茶疏肝理气，常饮能消除郁闷烦躁，缓解肝郁气痛，令人愁容舒展。

宜忌

✔ 适合情志不调、肝郁气滞所致的肝胃气痛、胸胁胀闷、心情抑郁不舒者。

✔ 适合气滞血瘀引起的面色晦暗多斑者、月经不调者。

✔ 四季均可，春季最宜。

✘ 孕妇不宜。

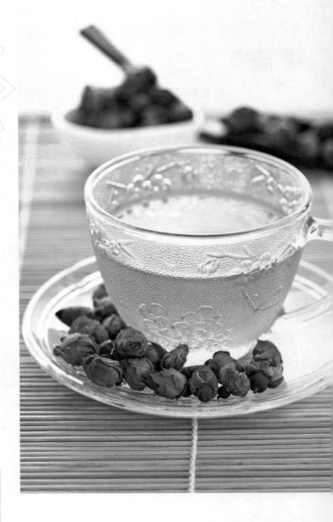

材料

干玫瑰花5克。

做法

将干玫瑰花放入杯中，冲入沸水，浸泡10分钟后即可饮用。

用法

每日1剂，可多次冲泡，代茶频饮。

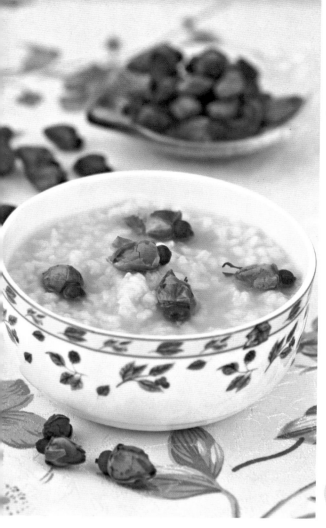

玫瑰花粥

专家箴言

此粥舒肝解郁，行气止痛，调经活血，消斑美颜，最宜情志不调者。

材料

干玫瑰花5克，粳米100克。

做法

将粳米淘洗干净后倒入锅中，加适量水烧开，改小火煮20分钟，放入玫瑰花续煮15分钟即可。

用法

每日早、晚分2次温热食用。

宜忌

✔ 适合愁眉不展、心情不畅、胸胁胀闷、颜面易生黄褐斑或面色萎黄晦暗、月经不调、痛经者。

✔ 四季皆可，春季最宜。

✘ 孕妇不宜。

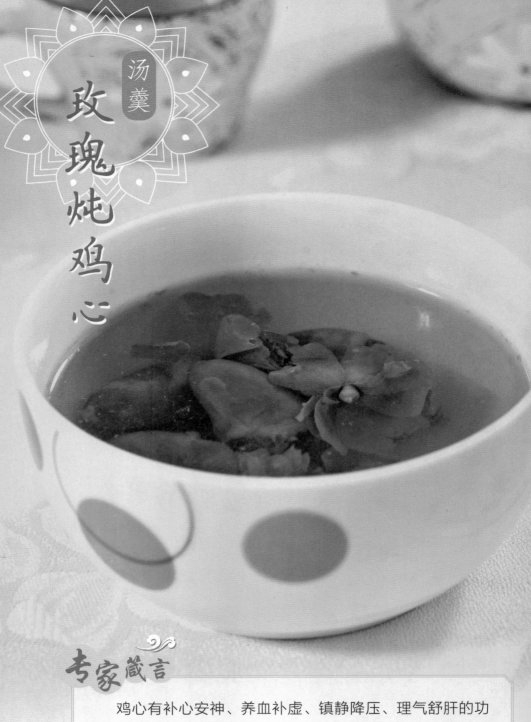

玫瑰炖鸡心

专家箴言

　　鸡心有补心安神、养血补虚、镇静降压、理气舒肝的功效，搭配行气解郁的玫瑰花，对心情不快、心神不宁、血虚萎黄者的调养十分有益。

材料

玫瑰花5克，鸡心100克，葱段、姜片各20克。

调料

酱油、料酒各10克，白糖、盐、胡椒粉各适量。

做法

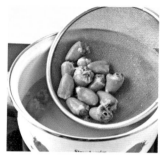 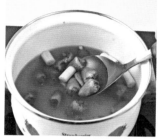 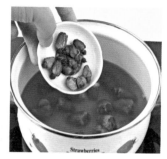

1 将鸡心焯水，清洗干净备用。

2 鸡心放入锅中，加入适量水烧开，撇去浮沫，放入葱段、姜片、酱油、料酒、白糖，小火煮30分钟。

3 拣出葱段、姜片，放入玫瑰花，加盐、胡椒粉，续煮10分钟即成。

用法

随餐食用，吃鸡心，喝汤，玫瑰花拣出不吃。

宜忌

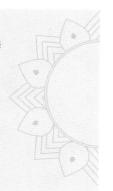

✓ 适合情志不调、心神不宁、肝郁气滞、睡卧不安、心悸怔忡者食用。

✓ 贫血、血虚萎黄、精神萎靡者宜食。

✓ 四季皆宜食用，春季更佳。

✗ 鸡心胆固醇含量偏高，高胆固醇、高脂血症者不宜多吃。

✗ 孕妇不宜。

宽胸解郁药

绿萼梅

别名
梅花、白梅花、梅、春梅、干枝梅。

性味
味微酸、涩，性平。

归经
归肝、胃、肺经。

专家箴言

绿萼梅有疏肝解郁、和中、化痰的功效。其芳香行气入肝胃，是治疗肝胃气痛的良药，也常用于化解情绪抑郁、开胸顺气、化痰散结，是肝气郁结者的保健佳品。

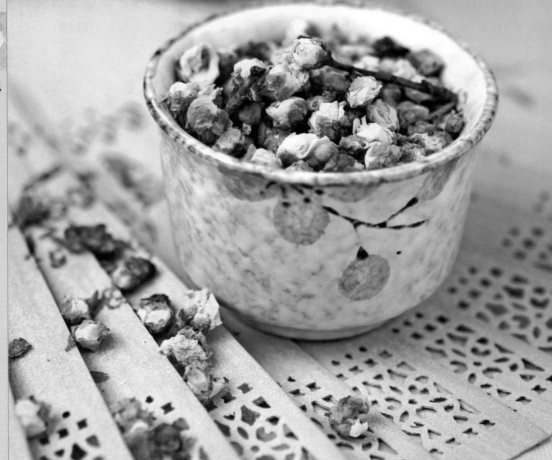

古籍说法

《饮片新参》："绿萼梅平肝和胃，止脘痛、头晕，进饮食。"
《本草纲目拾遗》："《百花镜》：开胃散邪，煮粥食，助清阳之气上升；蒸露点茶，生津止渴，解暑涤烦。"

药材选料

本品为蔷薇科植物梅的干燥花蕾。主产于江苏、浙江等地的绿萼梅药用价值较高，以花匀净、完整、含苞未放、萼绿花白、气味清香者为佳。

 优质绿萼梅   劣质绿萼梅

常用搭配

绿萼梅可单用，用于肝胃气痛时，也常与柴胡、佛手、香附等搭配，或与同有解郁作用的玫瑰花、月季花、茉莉花等合用。

用法用量

一般用于泡茶，煮粥。煎服用量在3～5克。

人群宜忌

适宜人群	不宜人群
✓情志不舒、肝气郁滞、痰气郁结所致心情烦躁郁闷、神经衰弱者	✗本品为理气药，气虚较重及无气滞症状者慎服
✓梅核气、咽喉不爽、慢性咽炎者	
✓肝胃气滞所致的胁肋胀痛、脘腹痞满、嗳气、食欲不振、胃痛、消化不良者	

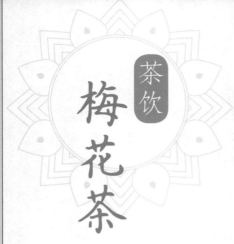

茶饮

梅花茶

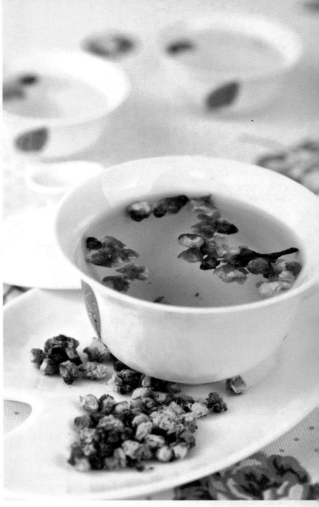

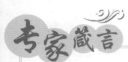

专家藏言

此茶是传统解郁茶，可理气疏肝、和胃止痛、开胃生津、化痰利咽。

宜忌

✓ 适用于情志不调、肝胃气滞所致的两胁胀痛、胃脘满闷胀痛、心情郁闷不舒、食欲不振者。

✓ 梅核气、咽喉堵塞不爽、慢性咽炎者最宜。

✓ 四季均可，春季最宜。

✗ 气虚较重者不宜多饮。

材料

绿萼梅3克。

做法

将绿萼梅放入杯中，冲入沸水，浸泡15分钟后即可饮用。

用法

每日1剂，可多次冲泡，代茶频饮。

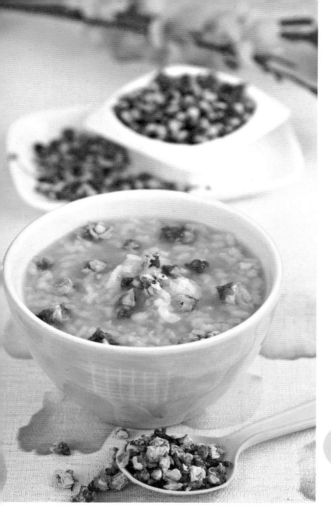

专家箴言

此粥疏肝和胃，解郁化痰，常用于肝郁气滞引起的胁腹胀痛、脾胃不和、慢性咽炎等。

材料

绿萼梅5克，粳米100克。

做法

将粳米淘洗干净，放入锅中，加入适量水煮粥，待粥将成时，加入洗净的绿萼梅，稍煮即可。

用法

每日早餐、晚餐分2次温热食用。

宜忌

✔ 适合因情志不遂、肝郁气滞引起的胁肋胀痛、慢性咽炎者。

✔ 肝郁犯胃所致的胃脘胀满、食欲不佳者宜食。

✔ 春季最宜食用。

✘ 气虚而无气滞者不宜。

梅花蒸蛋羹

专家箴言

此方有疏肝、理气、散结的功效，适用于气郁不畅、情志不遂、咽喉不爽者调养，并可防治颈部淋巴结结核（瘰疬）。

材料

白梅花5克，鸡蛋1个。

调料

盐、香油各适量。

做法

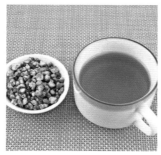

1 先将白梅花煎煮取浓汁备用。

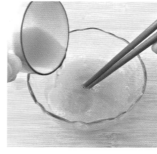

2 鸡蛋打入碗中，加入白梅花汁和盐，搅打均匀。

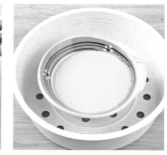

3 将做好的蛋液倒入蒸碗，上蒸锅，大火蒸8分钟，取出后淋香油即成。

用法

每日1个蛋，连服7日。

宜忌

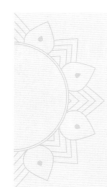

✓ 适合由于悲怒忧思、情志不遂、肝郁化火所致的颈部结节，常伴潮热、消瘦、咳嗽、盗汗、失眠、厌食等症状者。

✓ 气郁所致的咽喉不爽、慢性咽炎、梅核气（咽部异物感）者宜食用。

✓ 春季食用尤佳。

✗ 气虚而无气滞者不宜。

宽胸解郁药

合欢花

别名 夜合花、乌绒。

性味 味甘，性平。

归经 归心、肝经。

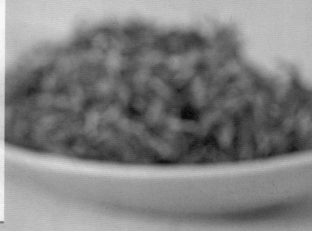

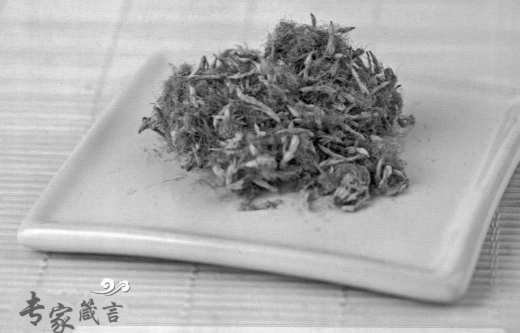

专家箴言

合欢花是常用的解郁安神药，并可疏肝理气、清心明目，常用于心神不安、情绪忧郁、虚烦不安、失眠多梦、记忆力减退，对于神经官能症、更年期综合征、高血压等引起的失眠心烦均有效。

古籍说法

《神农本草经》："安五脏，和心志，令人欢乐无忧。"
《四川中药志》："能合心志，开胃理气，消风明目，解郁。
治心虚失眠。"

药材选料

本品为豆科植物合欢的干燥花序。夏季花开时采收晒干而成，
以气微香、味淡、身干色黄、无泥染、花不碎者为佳。其常见
伪品为北合欢（也叫南蛇藤子）及丝绵木（又叫白杜、明开夜
合），虽然名称及外形相似，但药效不同，要注意区分。

合欢花　　　　　　　北合欢　　　　　　　丝绵木

常用搭配

合欢花常与夜交藤配对使用，药效可以互补，这两种药物的名
称还有助于增强解郁安神的心理效应。对于失眠心烦特别明显
者，还宜加入酸枣仁、柏子仁等养心安神之品，效果更好。

用法用量

可泡茶，煎汤，或入丸、散。煎服用量在5～10克。

人群宜忌

适宜人群	不宜人群
✓ 心神不安、忧郁失眠、肝郁胸闷、健忘者，各类原因引起的失眠、神经衰弱者均宜	✗ 阴虚津伤者慎用
✓ 风火眼疾、视物不清、腰痛、跌打损伤、痈肿疼痛者	

合欢花茶

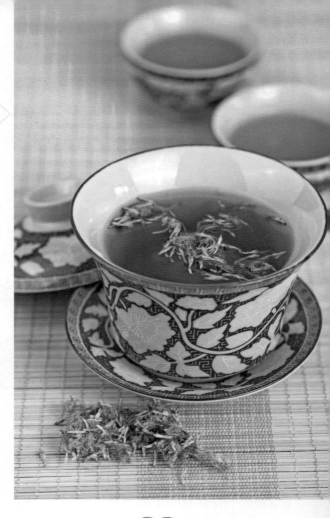

专家箴言

此茶养心健脾、解郁理气，常饮使人身心愉快、头脑清晰，对防治神经衰弱很有效。

宜忌

✓ 适合神经衰弱、心情烦闷不舒、胸闷气痛、失眠多梦、健忘、眼疾者饮用。

✓ 四季均宜饮用。

✗ 阴虚津伤者不宜多饮。

材料

合欢花6克。

调料

白糖适量。

做法

将合欢花放入杯中，冲入沸水，加盖闷泡15分钟后调入白糖饮用。

用法

每日可多次冲泡，代茶频饮。

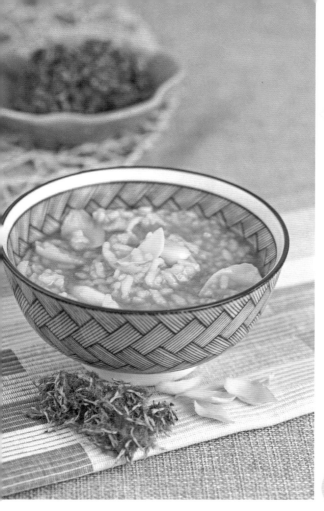

主食

合欢百合粥

专家箴言

合欢花解郁安神，百合养心润肺，合用煮粥是治疗抑郁、失眠的良方。

材料

合欢花10克，鲜百合20克，粳米100克。

做法

先将合欢花加适量水，煎煮20分钟，滤渣留汤，再倒入淘洗净的粳米和干百合，煮30分钟，至粥成。

宜忌

✓ 适合肝郁胸闷、忧思不乐、失眠多梦、健忘、头痛、情绪不稳定、容易激动、精神恍惚、神经衰弱者。

✓ 四季均宜食用。

✗ 中寒泄泻者不宜多食。

用法

做晚餐主食食用，更有利于防治失眠。

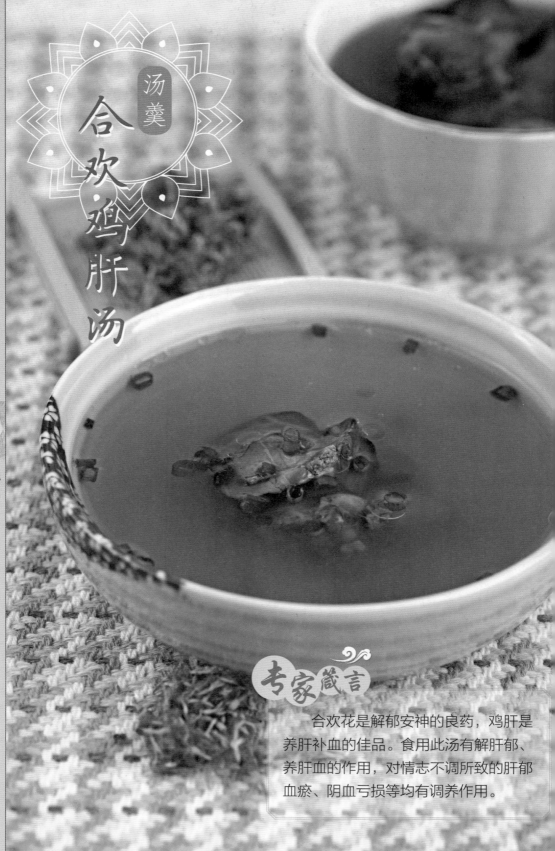

汤羹

合欢鸡肝汤

专家藏言

　　合欢花是解郁安神的良药，鸡肝是养肝补血的佳品。食用此汤有解肝郁、养肝血的作用，对情志不调所致的肝郁血瘀、阴血亏损等均有调养作用。

材料

合欢花10克，鸡肝70克，香葱末少许。

调料

香油、盐各适量。

做法

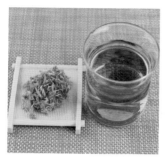 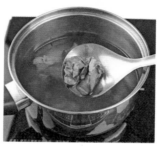 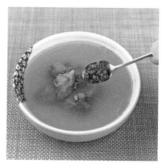

1 将合欢花放入锅中，加适量水，煮20分钟，滤渣取汁。

2 鸡肝焯水后放入锅中，倒入合欢汁和适量水，煮15分钟，加入盐调味。

3 盛入汤碗，淋上香油，撒上香葱末即成。

用法

随餐食用，吃肝喝汤。

宜忌

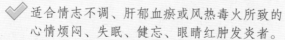

✓ 适合情志不调、肝郁血瘀或风热毒火所致的心情烦闷、失眠、健忘、眼睛红肿发炎者。

✓ 肝血亏虚所致的视力下降、视物不清、视疲劳、贫血者，由于抑郁悲忧、流泪过多所致的眼睛红肿者也宜食用。

✓ 春季食用尤佳。

✗ 血脂偏高者不宜多食鸡肝。

宽胸解郁药

薄荷

别名 南薄荷、升阳菜、薄苛。

性味 味辛，性凉。

归经 归肺、肝经。

专家箴言

薄荷有疏散风热、清利头目、利咽透疹、疏肝行气的功效。除了常用于风热感冒外，也常用于肝郁气滞、胸闷胁痛、头痛眩晕等一切风火郁热之疾，有助于开郁散气，宣散郁闷烦躁，令人头脑清爽、精神愉悦。

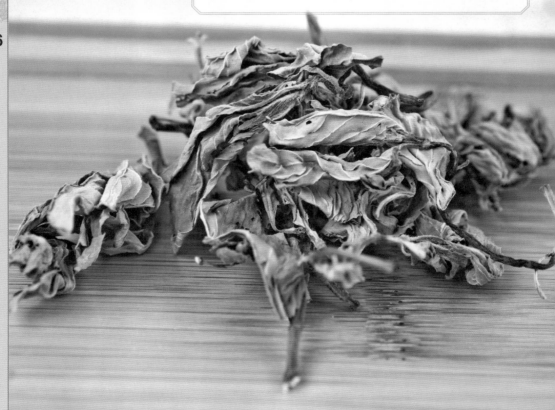

古籍说法

《本草备要》："升浮能发汗，搜肝气而抑肺盛，消散风热，清利头目。治头痛头风，中风失音，痰嗽口气，舌苔含嗽语涩，眼、耳、咽喉、口齿诸病。"

《本草新编》："薄荷不特善解风邪，尤善解忧郁，用香附以解郁，不若用薄荷解郁之更神也。"

药材选料

本品为唇形科植物薄荷或家薄荷的全草或叶。鲜薄荷、干薄荷均可选择，以身干、无根、叶多、色绿、气味浓者为佳。如想常用薄荷，不妨在家中栽种一盆，随时取用非常方便。

 干薄荷　　　 鲜薄荷

常用搭配

薄荷可单用，用于疏肝行气时，常与茉莉花、玫瑰花、代代花、柴胡、白芍、当归等药材同用。

用法用量

可泡茶，煎汤或煮粥。煎服用量在3~6克。如入煎剂宜后下，以免芳香物质耗散而降低药效。

人群宜忌

适宜人群	不宜人群
✓ 肝气胆火郁结作痛、胸闷胁痛、心情烦闷不畅、紧张头痛者	✗ 薄荷芳香辛散，发汗耗气，故表虚汗多者忌服
✓ 风热上火或肝风内动所致风热头痛、目赤疼痛、咽喉肿痛、口疮者，以及肢体拘挛作疼、麻疹不透、风疹瘙痒者	✗ 阴虚血燥、肝阳偏亢者不宜

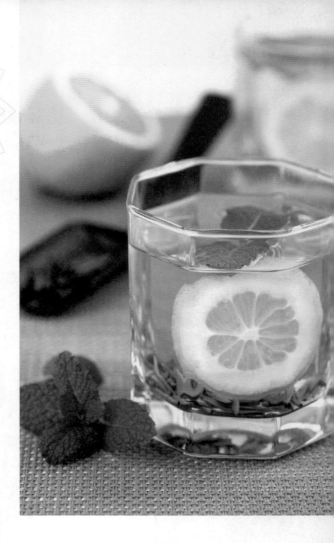

茶饮

薄荷柠檬茶

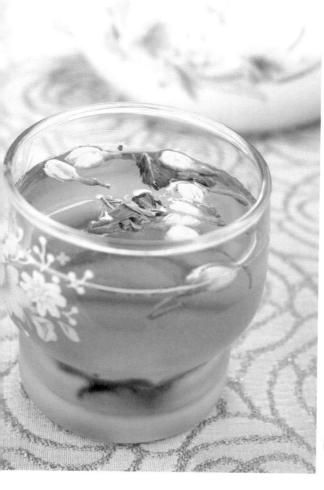

茶饮

薄荷柠檬茶

专家箴言

此茶可清热祛火，柔肝理气，提神醒脑，排毒养颜，最宜郁闷烦躁者。

宜忌

- ✓ 适合心情郁闷不舒、情绪不稳定、燥热烦渴、倦怠神昏、紧张焦虑头痛、风热头痛、目赤肿痛、咽喉肿痛者。
- ✓ 夏季饮用尤佳。
- ✗ 表虚汗多者不宜多饮。

材料

鲜薄荷5克，柠檬1片，绿茶5克。

做法

将绿茶、薄荷放入杯中，用沸水泡开，闷泡至稍温凉后，投入柠檬片即可。

用法

可多次冲泡，代茶频饮。

薄荷茉莉茶

专家箴言

此茶可散风热、解肝郁，常饮令人头目清醒、精神愉悦、心胸畅达。

材料

薄荷5克，茉莉花3克。

做法

将薄荷和茉莉花放入杯中，冲入沸水，浸泡15分钟后即可饮用。

用法

可多次冲泡，代茶频饮。

宜忌

✓ 适合心情烦闷不畅、头痛神昏、目赤多泪、咽喉肿痛者常饮。

✓ 春、夏季饮用尤佳。

✗ 气虚较重、汗多、阴虚血燥者不宜。

茶饮

薄荷甘草茶

材料

薄荷5克，生甘草10克。

做法

将薄荷和生甘草放入杯中，冲入沸水，浸泡10~15分钟后即可饮用。

用法

可多次冲泡，代茶频饮。

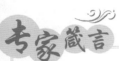

专家箴言

此茶可解肝郁、补心气、扶正祛邪，常用于胸闷胁痛、心悸、咳喘等。

宜忌

✓ 适合心情郁闷所致的胸闷胁痛、心悸、头痛、咽喉肿痛、咳喘者。

✓ 夏季饮用尤佳。

✗ 表虚汗多、阴虚血燥者不宜多饮。

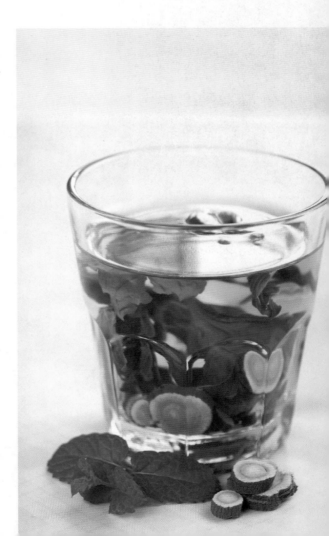

薄荷粥

材料

干薄荷10克，粳米100克。

做法

1 将薄荷加水煎汁，过滤后捞除薄荷，留薄荷汁。
2 将淘洗干净的粳米倒入薄荷汁中，补足水分，煮成粥即可。

用法

每日早、晚分2次食用。

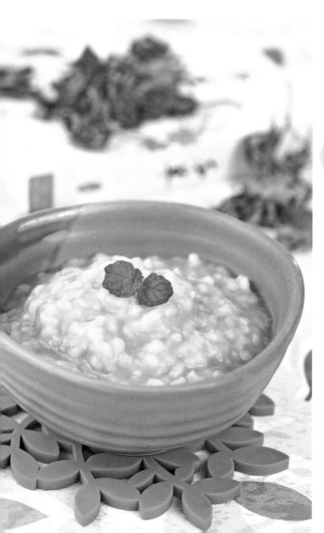

专家藏言

此粥能疏散风热，清利咽喉和头目，改善胸闷痞痛、头痛眩晕等症状。

宜忌

✔ 适合心情抑郁、胸闷痞痛、紧张头痛、精神萎靡、目赤咽肿者常食。
✔ 夏季食用尤佳。

✘ 表虚汗多、阴虚血燥者不宜多食。

宽胸解郁药

乌梅

别名　酸梅、梅实、熏梅、干枝梅。

性味　味酸、涩，性平。

归经　归肝、脾、肺、大肠经。

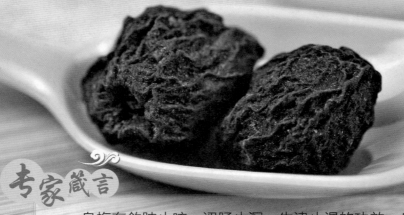

专家藏言

乌梅有敛肺止咳、涩肠止泻、生津止渴的功效。乌梅味酸，能敛浮热，去除郁热之气上逆所致的胸闷烦满、虚热烦渴，从而起到安心敛神的作用，对烦躁失眠、虚热久咳、呕吐、久泻等均有疗效。

古籍说法

《神农本草经》："主下气，除热，烦满，安心，肢体痛，偏枯不仁，死肌，去青黑痣，恶疾。"

《本草拾遗》："去痰，主疟瘴，止渴调中，除冷热痢，止吐逆。"

药材选料

本品为蔷薇科植物梅的近成熟果实。夏季果实近成熟时采收，低温烘干后闷至皱皮，色变黑时即成。以个大、肉厚、核小、外皮乌黑色、不破裂露核、柔润、味极酸者为佳。去核生用或炒炭用均可，炭乌梅止泻止血效果更好。

乌梅

炭乌梅

常用搭配

乌梅可单用，用于宽胸解郁时，常与大枣、甘草、木香、陈皮、麦冬等同用。

用法用量

可直接食用，也可煎汤，泡茶，浸酒，煮粥或入丸、散。煎服用量在3～10克，大剂量可达30克。

人群宜忌

适宜人群		不宜人群
✓心胸烦闷满胀、心神不安、睡眠不佳、虚热烦渴、口燥咽干、自汗者		✗有实邪者忌服
✓久咳、呕吐、久泻、久痢、便血、尿血者		✗胃酸过多者慎服
✓有牛皮癣等皮肤病者		

乌梅红糖饮

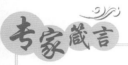

专家藏言

此饮既可补气敛神除烦，又能收敛固崩止血，常用于气虚崩漏等。

宜忌

✓ 适用于因忧思不解导致气虚下陷、崩漏下血者，症见月经量过多或淋漓不断、色淡质稀、神疲气短、不思饮食、心悸怔忡等。

✓ 四季皆可饮用。

✗ 有实邪者不宜多饮。

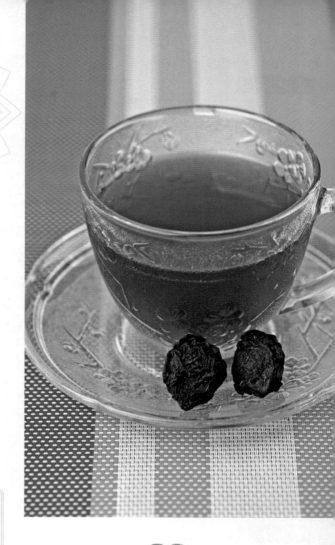

材料

乌梅肉15克，红糖适量。

做法

先将乌梅洗净，煎2次，取汁。再加入红糖搅匀即可饮用。

用法

每日分2次饮用，每次200毫升左右。

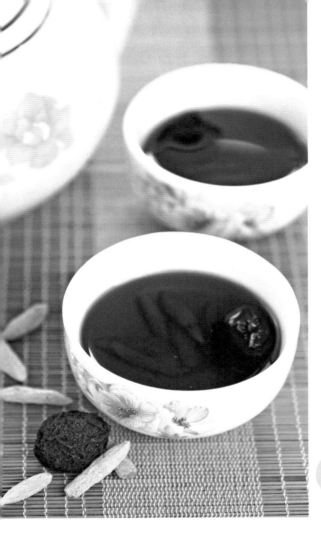

乌梅麦冬茶

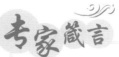

麦冬可养阴生津，润肺清心，搭配乌梅，有消除燥热烦渴的功效。

材料

乌梅10克，麦冬6克，冰糖适量。

做法

将乌梅、麦冬和冰糖放入茶壶中，冲入沸水，浸泡15分钟后即可饮用。

用法

可多次冲泡，代茶频饮。

宜忌

✓ 适合阴虚有热所致的心神烦闷、虚热烦渴、失眠多梦、心悸怔忡、津干口燥、食少呕吐、干咳者。

✓ 四季皆宜饮用。

✗ 有实邪及胃酸过多者不宜多饮。

茶饮

乌梅陈皮饮

材料

乌梅10克，陈皮6克，冰糖适量。

做法

将乌梅、陈皮和冰糖放入茶壶中，冲入沸水，浸泡15分钟后即可饮用。

用法

每日1剂，代茶频饮。

专家箴言

此饮是调和脾胃、理气止呕的良药，常用于气机逆乱、呕吐、呃逆。

宜忌

✔ 适合抑郁烦闷所致的脾胃不和、气机逆乱、恶心呕吐、呃逆、脘腹胀痛、泄泻者。

✔ 四季皆宜饮用。

✘ 有实邪及胃酸过多者不宜。

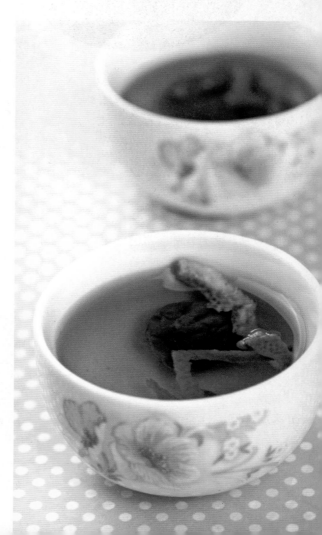

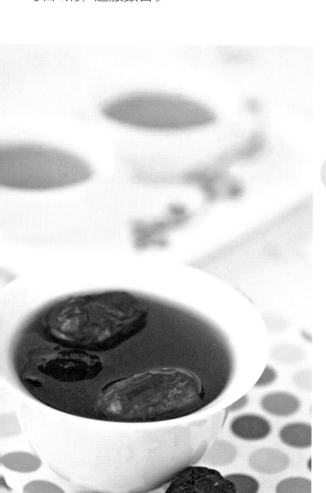

梅枣饮

宽胸解郁药 · 乌梅

材料

乌梅、大枣各10克,红糖适量。

做法

将乌梅和大枣洗净,放入砂锅内,加适量水,煎煮约半小时,加入红糖,稍煮即可饮用。

用法

每日1剂,连服数日。

专家箴言

此饮有益气生津、止渴敛汗的功效,常用于气阴亏虚、心神不安等。

宜忌

✓ 适合心胸郁结所致的气阴亏虚、心神不安、虚烦失眠、口干口渴、自汗、盗汗者。

✓ 冬季饮用尤佳。

✗ 有实邪者不宜。

泡酒

乌梅酒

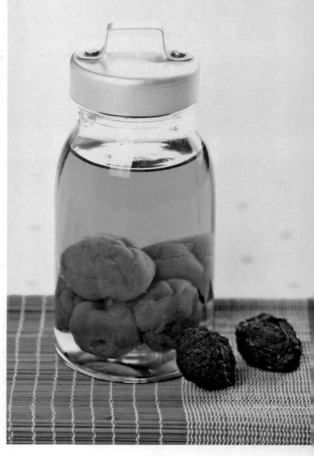

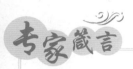

专家藏言

此酒有消除烦闷、开胃健运、敛肺生津、涩肠止泻等功效。

宜忌

✓ 适合心胸烦闷满胀、食欲不振、慢性腹泻、免疫力低下者调养。

✓ 四季皆宜饮用。

✗ 有实邪者及不宜饮酒者慎用。

材料

乌梅500克，黄酒1瓶（约500毫升）。

调料

冰糖50克。

做法

将乌梅和冰糖泡在酒里，密封1个月后开封饮用。

用法

每日早、晚各饮用1次，每次10毫升左右。

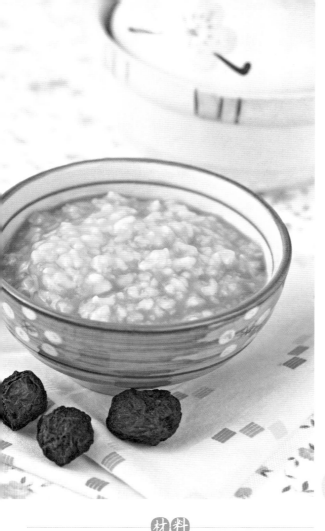

材料

乌梅10克，粳米100克。

调料

冰糖适量。

做法

先将乌梅煎煮，去渣留汤，再将粳米、冰糖下入乌梅汤中，煮成稀粥即可。

用法

每日早、晚分2次温热食用。

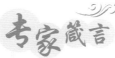

专家箴言

此方出自《圣济总录》，有生津止渴、调中下气、敛肺涩肠的功效。

宜忌

✓ 适合久咳不止、久泻久痢、烦热口渴、食欲不振者食用。

✓ 四季皆宜食用。

✗ 急性泻痢及感冒咳嗽者不宜食用。

佛手

别名 佛手柑、佛手香橼、蜜罗柑、五指柑、手柑。

性味 味辛、苦，性温。

归经 归肝、脾、胃、肺经。

专家箴言

佛手有疏肝解郁、理气和中、行气止痛、燥湿化痰的功效，常用于肝郁气滞及肝胃不和、脾胃气滞等引起的胸胁胀痛、脘腹胀痛等。现代研究证实，佛手有平喘祛痰、降压及保护心肌的作用。

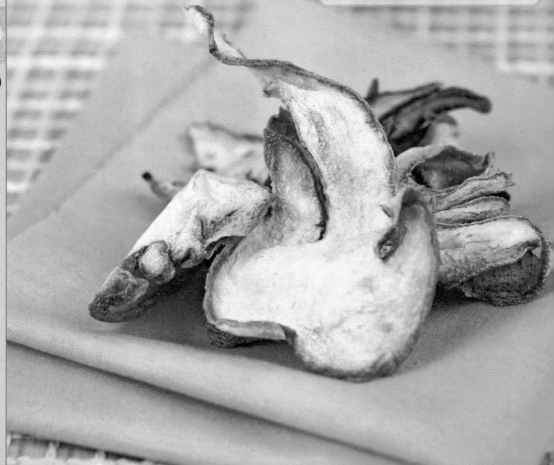

古籍说法

《本草再新》："治气舒肝，和胃化痰，破积。"

《本草纲目》："煎汤，治心下气痛。"

《本草便读》："佛手，理气快膈，惟肝脾气滞者宜之。"

药材选料

本品为芸香科植物佛手的干燥果实，因其张开状如手指而得名。秋季果实尚未变黄或刚变黄时采收，干燥而成。一般生用，干、鲜品均可，以片大、绿皮白肉、香气浓厚者为佳。因其香气有提振精神、化解抑郁的作用，所以，要挑选香气浓郁的才有效。

 鲜佛手　　 干佛手片

常用搭配

佛手可单用，也常与生姜、柴胡、香附、郁金、砂仁、陈皮等合用，或与同有解郁作用的玫瑰花、茉莉花等同用。

用法用量

鲜佛手直接食用极酸涩，干、鲜品一般都为泡茶或煎汤用。煎服用量在5～10克。

人群宜忌

适宜人群	不宜人群
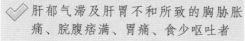肝郁气滞及肝胃不和所致的胸胁胀痛、脘腹痞满、胃痛、食少呕吐者	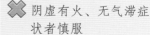阴虚有火、无气滞症状者慎服
咳嗽日久痰多、痰饮咳喘、胸闷作痛者	

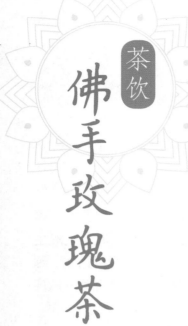

茶饮

佛手玫瑰茶

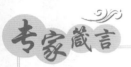

专家箴言

　　此茶可解郁，行气，止痛，最宜郁闷不舒、胸胁胀痛者饮用。

宜忌

✔ 适合肝郁气滞、胸胁胀痛、肝胃不和、心情烦闷、月经不调者。

✔ 春季饮用尤佳。

✘ 阴虚火旺者及孕妇不宜。

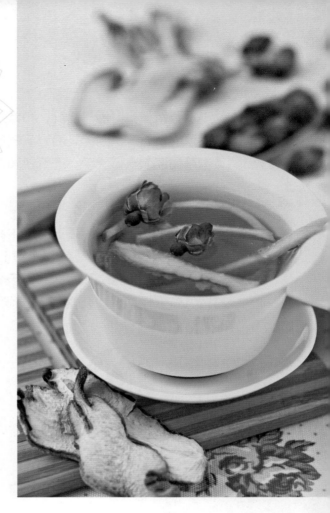

材料

干佛手、干玫瑰花各5克。

做法

先将佛手切成丝，和玫瑰花一起放入杯中，冲入沸水，加盖浸泡15分钟后饮用。

用法

每日1剂，可多次冲泡，代茶频饮。

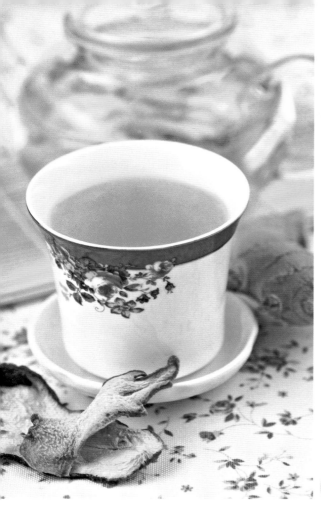

茶饮

佛手姜饮

材料

干佛手10克，生姜6克。

调料

白糖适量。

做法

将佛手、生姜切丝，放入茶壶中，加入白糖，冲入沸水，浸泡15分钟后饮用。

用法

可多次冲泡，代茶频饮。

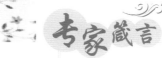

生姜是止呕良药，搭配佛手，可用于肝郁气滞、肝胃不和、肝胃气痛诸症。

宜忌

✓ 适合肝郁气滞、肝胃不和引起的胸脘堵闷、两胁胀痛、恶心呕吐、善长叹息、纳食不香者。

✓ 四季皆宜饮用。

✗ 阴虚火旺者不宜。

主食

佛手粥

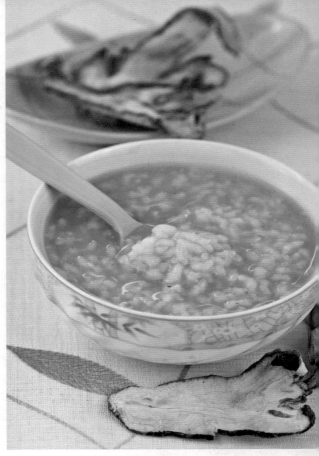

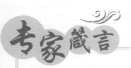

专家箴言

　　此粥行气、止痛、化痰、和胃，常用于胁肋胀痛、胃脘胀满、胃痛等症。

宜忌

✓ 心情郁闷、肝郁气滞、肝气犯胃所致的胁肋胀痛、胃脘胀满、胃痛、呕吐、嗳气、食欲不振、痰饮咳喘者。

✓ 四季皆可，春季最宜。

✗ 阴虚火旺、无气滞者不宜。

材料

干佛手15克（或鲜佛手30克），粳米100克。

调料

冰糖15克。

做法

1 将佛手洗净，放入锅中，加适量水，煎煮30分钟，滤渣留汤。

2 把淘洗干净的粳米倒入锅中，补足水分，上火煮成粥，粥将成时调入冰糖，再稍煮一会儿即可。

用法

每日早、晚分2次温热食用。

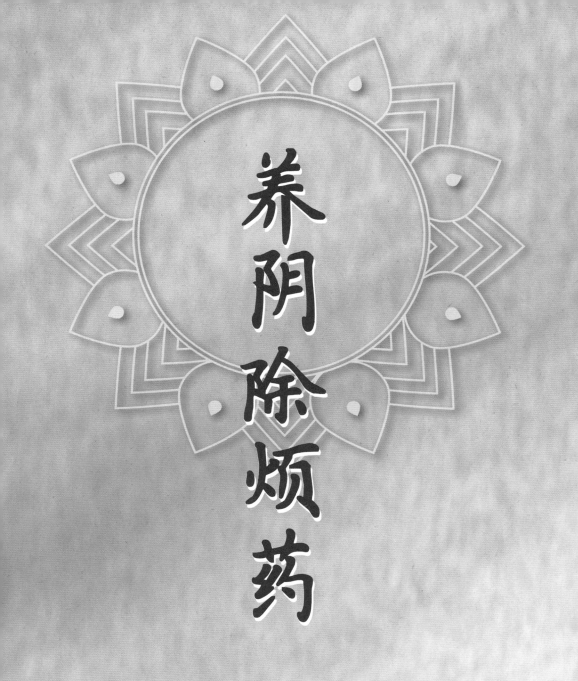

养阴除烦药

养阴除烦药

百合

别名 白百合、野百合、山百合、药百合。

性味 味甘，性微寒。

归经 归肺、心、胃经。

专家箴言

　　百合有养阴润肺、清心安神的功效。常用于肺阴虚咳嗽、阴虚有热所致的失眠心悸以及百合病。百合病是一种以神志恍惚、精神不定为主要表现的情志病，多因情志不遂或遇外界精神刺激所致，而百合正是治疗该病的特效主药。

古籍说法

《药性论》："百邪鬼魅，涕泣不止，除心下急满痛，治脚气热咳。"

《日华子本草》："安心，定胆，益志，养五脏。"

药材选料

本品为百合科植物百合或细叶百合的肉质鳞叶。生用或蜜炙用。以瓣匀肉厚、色黄白、质坚、筋少者品质为佳。蜜炙（用炼蜜炒制）后的百合可增加润肺作用，是更理想的选择。如用于一般保健食疗，生鲜百合亦可。

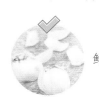 鲜百合

 蜜炙百合

常用搭配

百合单用即有效，也常与生地黄、麦冬、小麦、大枣、山药、柏子仁、合欢皮等同用，以增强润肺、安神的作用。

用法用量

百合可蒸食，泡茶，煎汤，煮粥或入膏、丸、散。煎服用量在6~12克。

人群宜忌

适宜人群	不宜人群
✓ 虚热上扰所致的失眠、心悸者	✗ 风寒痰嗽、中寒便滑者忌服
✓ 百合病心肺阴虚内热证所致的神志恍惚、情绪不能自主、口苦、小便赤者	
✓ 阴虚肺燥有热所致的阴虚久咳、干咳少痰、痰中带血、咽干音哑者	

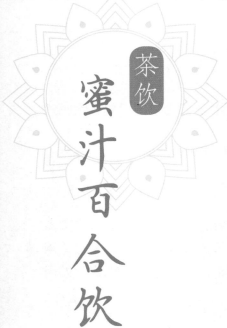

茶饮

蜜汁百合饮

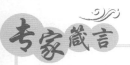

专家藏言

　　此方有清心安神、清肺止咳、润燥补虚的功效。

宜忌

✔ 适合虚热上扰所致的神经衰弱、睡眠欠佳、心悸、精神恍惚者。

✔ 阴虚肺热、烦闷咳嗽、吐脓咳血、久咳口干者宜饮。

✔ 四季皆宜服用。

✘ 风寒咳嗽、便溏者不宜。

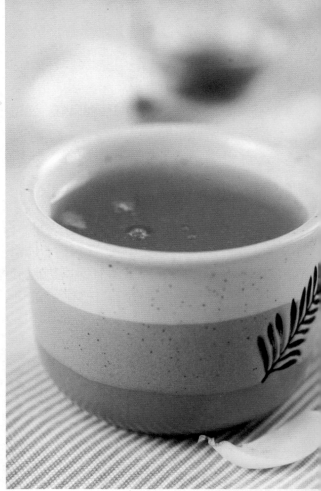

材料

鲜百合20克，蜂蜜15克。

做法

鲜百合择洗干净，放入打汁机中，加适量水搅打成汁，倒入杯中，兑入蜂蜜搅匀即成。

用法

每日分数次饮用。失眠者可在睡前饮服。

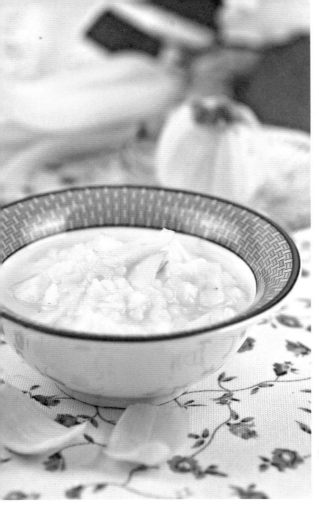

百合粥

材料

干百合15克，粳米100克。

调料

冰糖适量。

做法

将淘洗好的粳米放入锅中，加适量水，大火煮开后加入百合，改小火熬至粥熟，调入冰糖，略煮即可。

用法

每日早、晚分2次食用。

专家箴言

此方出自《本草纲目》，有润肺止咳、养心安神的作用，常用于心悸失眠、肺热咳嗽等。

宜忌

✓ 适合神志恍惚、睡卧不安、情绪易波动者。

✓ 适合肺热或肺燥所致的干咳少痰、痰中带血、咽干音哑者。

✓ 秋、冬季食用尤佳。

✗ 风寒咳嗽、便溏者不宜。

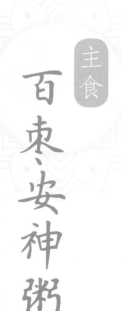

百枣安神粥

材料

鲜百合、大枣各30克，秫米（高粱米）100克。

做法

将高粱米淘洗干净，百合洗净、择瓣，大枣劈破、去核，一起放入锅中，加适量水，大火烧开，撇去浮沫，改小火煮30分钟，至粥成即可。

用法

每日早、晚分2次温热食用。

150

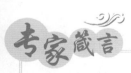
专家箴言

秫米可和胃安眠，搭配百合、大枣，能增强养心健脾、安神补虚的作用。

宜忌

✔ 适合心脾亏虚、胃气不和、夜不得眠、精神恍惚、体倦、食少者食用。

✔ 四季皆宜食用。

✘ 秫米较黏滞，消化不良者不宜多吃。

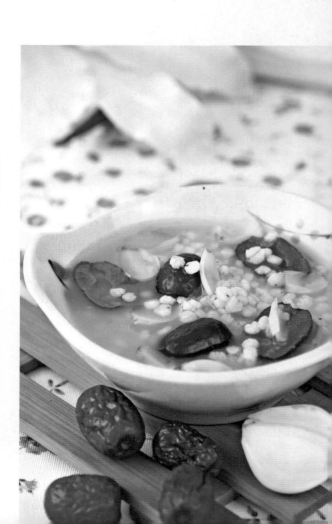

西芹百合

西芹200克，鲜百合50克。

香油、盐各适量，葱花少许。

1 将西芹择洗干净，切成斜段；鲜百合择成
  小片，洗净。
2 炒锅烧热，倒入油，下葱花爆香，放入西
  芹、百合翻炒，加入盐调味，淋香油即可。

随餐食用。

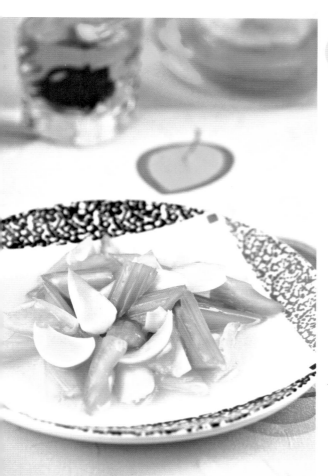

专家箴言

　　此菜可降压除烦，安神助眠，清热养阴，常用于虚热所致的心神烦乱、情绪不稳定、失眠等。

宜忌

✓ 适合虚热上扰所致的失眠、烦躁易怒、神经衰弱者常食。

✓ 津干口渴、肺燥热咳、血压偏高者宜食。

✓ 四季皆可，春、秋最宜。

✗ 风寒痰嗽、虚寒腹泻者不宜多吃。

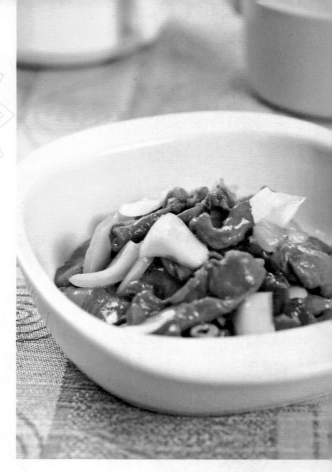

菜肴
百合炒鸡心

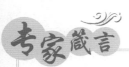

专家箴言

此菜补虚养血，宁心安神，适用于情志不调、百合病及失眠、心悸等症。

宜忌

✓ 适合长期情志不舒所致的精神恍惚、情绪不稳定、失眠、心悸者，百合病患者可常食。

✓ 四季皆宜食用。

✗ 风寒痰咳者不宜。

✗ 高脂血症者不宜多吃猪心。

材料

鲜百合30克，鸡心100克，油菜梗50克。

调料

葱花少许，酱油、料酒、淀粉各10克、香油、盐各适量。

做法

1 将油菜梗洗净，切片；百合择成片；鸡心洗净，切片后用酱油、料酒抓匀。

2 锅中倒油烧热，煸香葱花，放鸡心炒至变色，放百合、油菜梗略炒，加盐，勾芡，淋香油出锅。

用法

随餐食用。

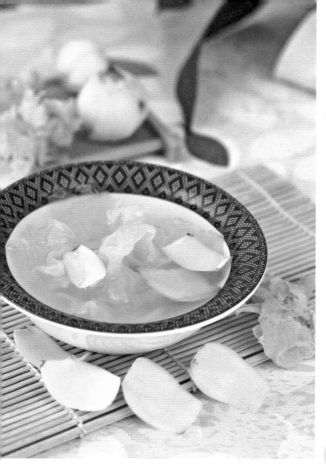

汤羹

百合银耳羹

材料

鲜百合30克，水发银耳50克。

调料

冰糖15克。

做法

银耳择洗干净，放入砂锅，加适量水，小火煮40分钟，放入择洗干净的百合、冰糖，续煮15分钟即成。

用法

每日1次，常食见效。

专家箴言

此羹滋阴润肺、安神除烦，可用于心肺阴虚内热所致的神志恍惚、干咳、咳血等。

宜忌

✔ 适合心肺阴虚内热所致的神志恍惚、烦渴、失眠、便秘、干咳、咳血、口渴、无痰或痰少而黏、不宜咯出者。

✔ 秋、冬季食用尤佳。

✘ 脾虚有湿、痰多者不宜。

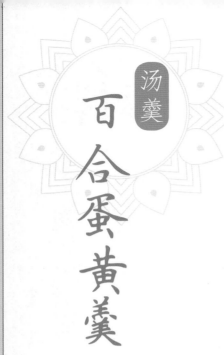

百合蛋黄羹

材料

鲜百合30克，鸡蛋黄1个。

调料

冰糖、淀粉各适量。

做法

鲜百合择洗干净，放入锅中，加适量水，煮约15分钟，倒入搅匀的鸡蛋黄，放冰糖略煮，加淀粉勾芡即可。

用法

每日1次。

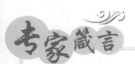

专家藏言

此方有滋养心阴、清热安神的功效，常用于心肺阴虚、内热惊悸、癔病等。

宜忌

✔ 适合情志不遂、思虑过度、抑郁化火所致心肺阴液耗伤、心烦失眠、精神恍惚、惊悸不宁、癔病者。

✔ 四季皆宜服用。

✘ 风寒痰嗽、便溏者不宜。

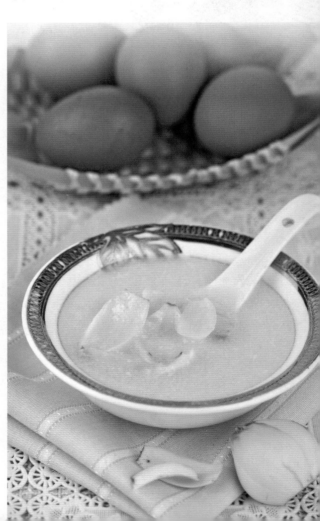

汤羹

百合生地蛋羹

材料

鲜百合20克，生地黄10克，鸡蛋1个。

调料

淀粉、蜂蜜各适量。

做法

1 鲜百合择洗干净；鸡蛋打匀。

2 生地黄放入锅中，加适量水，煮约30分钟，滤渣留汤，放入百合续煮10分钟。

3 加淀粉勾匀芡汁，倒入鸡蛋液搅匀，再煮沸即可盛入碗中，加入蜂蜜调味即成。

用法

每日1次，早晚均可。

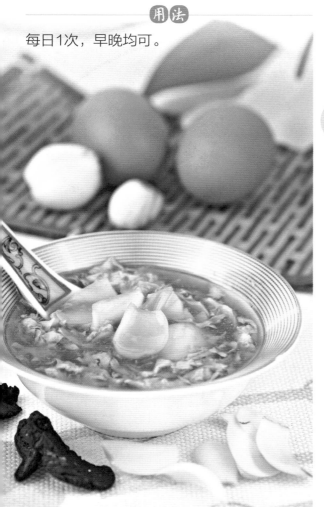

专家藏言

此羹滋阴润燥效果好，是治疗百合病、神经衰弱、癔病的食疗良方。

宜忌

✓ 适合郁久化火、耗伤阴液、心肺阴虚、虚火内扰所致的百合病、心神不定、精神恍惚、神经衰弱、精神分裂、癔病者。

✓ 四季皆宜服用。

✗ 风寒痰嗽、便溏者不宜。

汤羹

清蒸百合莲子心

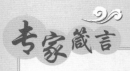

专家箴言

百合、莲子均为安神良药；莲子心有祛心火的作用，所以选用带心莲子更好；猪心可补益心虚血亏。此汤有润肺养心、安神定魄的作用，可用于心肺阴虚、心神失养者日常调养。

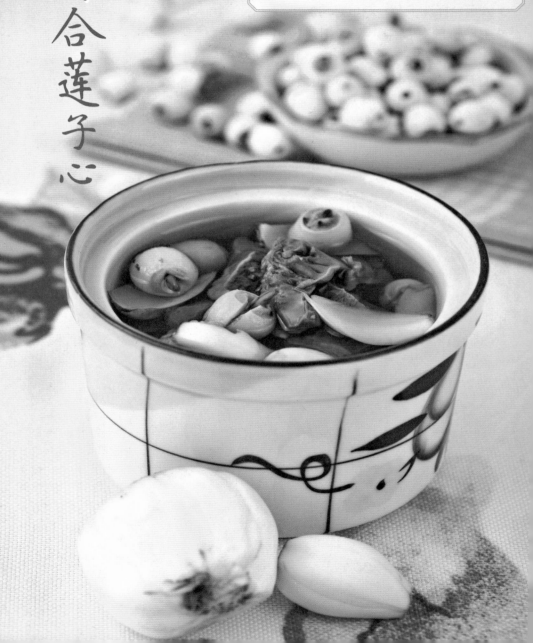

材料

鲜百合30克（或干品10克），带心莲子30克（或干品10克），猪心150克。

调料

冰糖20克。

做法

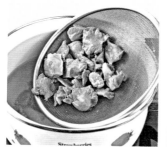

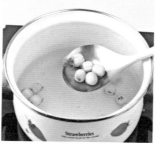

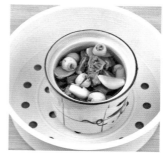

1 猪心洗净，切成片，焯水备用。

2 带心莲子加水煮软，鲜百合择洗干净。

3 百合、猪心、冰糖一起放入蒸碗中，倒入莲子及汤，上蒸锅，大火蒸1小时即成。

157

用法

随餐食用，隔日吃1次。

宜忌

✓ 适合心肺阴虚、心神失养所致的时哭时笑、情绪不稳定、失眠难安、心悸、神志恍惚、肺燥久咳、干咳少痰者食用。

✓ 秋、冬季食用尤佳。

✗ 风寒痰咳者不宜。

✗ 高胆固醇、高脂血症者不宜多吃猪心。

龟肉百合红枣汤

专家藏言

　　此汤可滋阴润燥、养血安神，常用于阴虚所致的失眠、心烦、心悸及肺燥久咳等，是辅助治疗神经衰弱的理想食疗品。

材料

龟肉150克，百合30克，大枣20克。

调料

葱段、姜片各15克，料酒、酱油各10克，盐、鸡精各适量。

做法

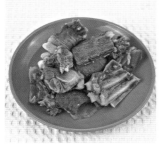

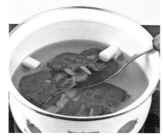

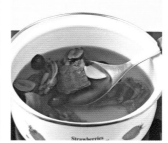

1 龟宰杀后去外膜、内脏，焯水，洗净，切成块。

2 大枣劈破、去核；百合洗净，剥开，与龟肉一起放入锅中，加适量水烧开，放入葱段、姜片煮30分钟。

3 拣出葱段、姜片，放入百合、大枣、料酒、酱油续煮30分钟，加盐、鸡精调味即可。

用法

随餐食用，每食适量。

宜忌

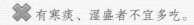

✓ 适合阴虚所致的神经衰弱、心神不安、心烦头痛、失眠多梦、心悸怔忡、骨蒸潮热者。

✓ 肺阴虚所致的久咳、干咳、咽干、咳血者宜食用。

✓ 秋、冬季最宜食用。

✗ 有寒痰、湿盛者不宜多吃。

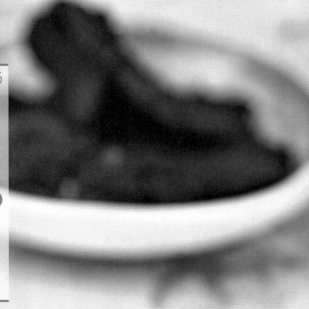

养阴除烦药

生地黄

别名 地黄、生地、地髓、原生地、干生地。

性味 味甘、苦，性寒。

归经 归心、肝、肾经。

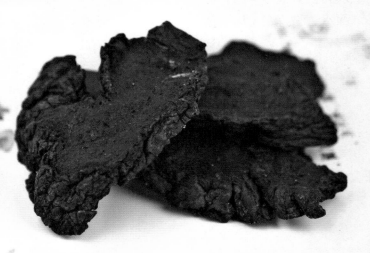

专家箴言

生地黄是清热凉血、养阴生津的良药，常用于血热、烦渴、神昏、阴虚内热、骨蒸劳热、津伤口渴、肠燥便秘等。现代研究也证实，生地黄有降压、镇静、抗炎、抗过敏等作用。

古籍说法

《本经逢原》："干地黄，内专凉血滋阴，外润皮肤荣泽，病人虚而有热者宜加用之。……阴虚火旺之症，宜生地黄以滋阴退阳。"

《珍珠囊》："凉血，生血，补肾水真阴。"

药材选料

本品为玄参科植物地黄的新鲜或干燥块根。鲜用或干燥生用均宜，以块大、体重、断面乌黑油润、味甘者为佳。

 鲜生地黄　　 干生地黄

常用搭配

用于清热养阴时，生地黄常与麦冬、沙参、玉竹等同用。

用法用量

可用鲜品捣汁入药，也可泡茶、煎汤或煮粥。煎服用量在10～15克，鲜品用量加倍。

人群宜忌

适宜人群	不宜人群
✅ 内热烦渴、神昏、舌质呈绛红色者	
✅ 血热吐血、便血、尿血、崩漏或产后下血不止、心神烦乱者	❌ 脾虚湿滞、腹满便溏者不宜
✅ 阴虚内热、骨蒸劳热以及热病伤阴、烦渴多饮、肠燥便秘者	

主食 生地黄粥

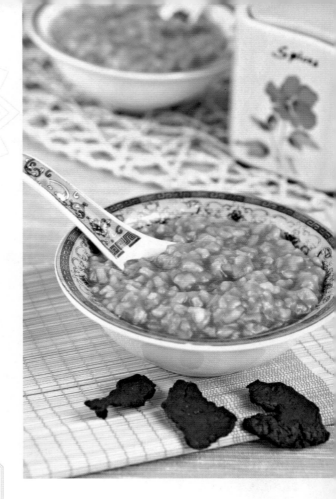

专家箴言

此方出自《食医心鉴》，可滋阴养血、润肺生津，用于阴虚所致的干咳、心悸、虚烦不眠等。

宜忌

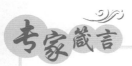

✔ 适合心肺虚损、肾阴不足所致的干咳少痰、心悸不安、虚烦不眠、骨蒸劳热、羸瘦乏力、须发早白者。

✔ 四季皆宜食用。

✘ 脾虚泄泻、食少痰多者不宜。

材料

生地黄汁10克，粳米100克。

调料

红糖适量。

做法

先将生地黄放入锅中，加适量水煮30分钟，滤渣留汤，倒入淘洗净的粳米，煮至粥将成时加入红糖，略煮即可。

用法

每日早、晚分2次温热食用。

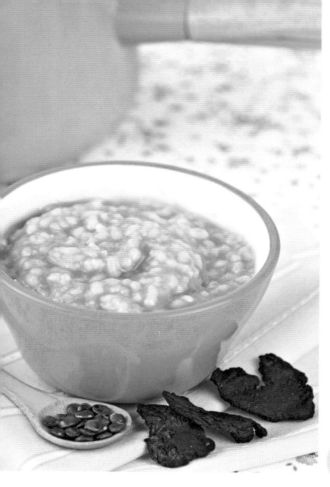

主食

生地枣仁粥

专家箴言

此方出自《饮膳正要》，可除烦安神，"治虚劳骨蒸、四肢无力、羸瘦、心烦不得卧睡。"

材料

生地黄10克，酸枣仁15克，粳米50克。

调料

白糖少许。

做法

先将生地黄、酸枣仁放入锅中，加适量水煮30分钟，滤渣留汤，倒入淘洗净的粳米，煮至粥将成时加入白糖，略煮即可。

用法

每晚食用。

宜忌

✓ 适合阴液耗伤、虚热内扰所致的虚烦失眠、低热不退、形体消瘦、心悸、健忘、口燥咽干、乏力者。

✓ 四季皆宜食用。

✗ 虚寒便溏者不宜。

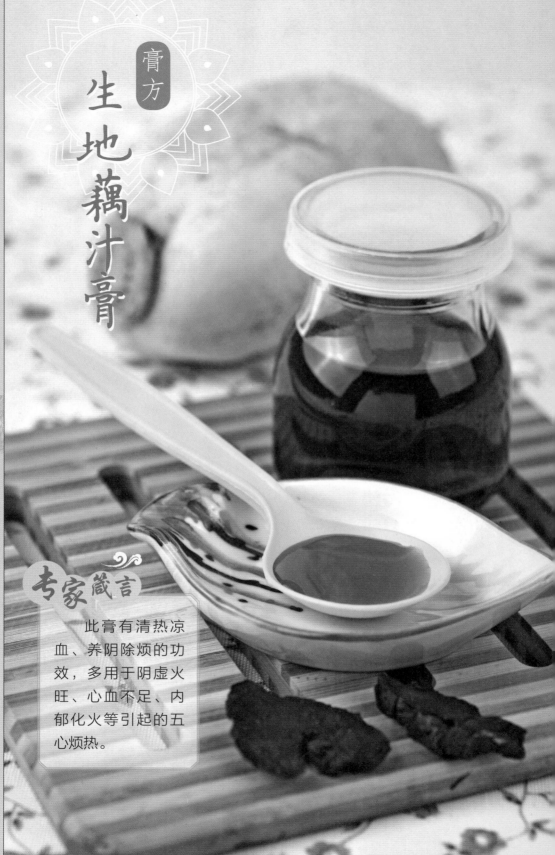

生地藕汁膏

专家箴言

此膏有清热凉血、养阴除烦的功效，多用于阴虚火旺、心血不足、内郁化火等引起的五心烦热。

材料

生地黄100克，莲藕1000克。

调料

蜂蜜100克。

做法

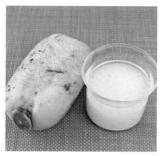 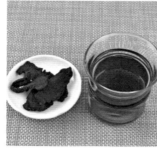 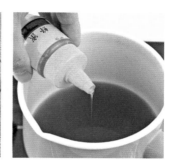

1 先将莲藕洗净，用榨汁机榨取生藕汁200毫升。

2 再把生地黄煎煮取汁200毫升。

3 最后把两种汁同入锅中，加蜂蜜，小火熬成稠膏。盛入可密封的干净容器内保存。

用法

每日不拘时服用1匙，含服或冲水调服均可。

宜忌

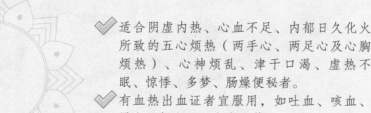

✓ 适合阴虚内热、心血不足、内郁日久化火所致的五心烦热（两手心、两足心及心胸烦热）、心神烦乱、津干口渴、虚热不眠、惊悸、多梦、肠燥便秘者。

✓ 有血热出血证者宜服用，如吐血、咳血、尿血、便血、子宫出血等。

✓ 四季皆可，春、夏最宜。

✗ 虚寒便溏、腹泻者不宜。

养阴除烦药

麦冬

别名 麦门冬、沿阶草。

性味 味甘、微苦，性微寒。

归经 归胃、肺、心经。

专家箴言

麦冬有养阴生津、润肺清心的功效。其能养心阴，清心热，并有一定的除烦安神作用，可用于心阴虚有热所致的心烦、失眠多梦、健忘、心悸怔忡等症。

古籍说法

《本草汇言》："清心润肺之药。主心气不足，惊悸怔忡，健忘恍惚，精神失守；或肺热肺燥，咳声连发，肺痿叶焦，短气虚喘，火伏肺中，咯血咳血；或虚劳客热，津液干少；或脾胃燥涸，虚秘便难。"

药材选料

本品为百合科植物麦冬的块根，干燥后打破生用。以表面淡黄乳白色、半透明、纺锤形、肥大、质柔、气香、味甜、嚼之发黏者品质为佳，瘦小、色棕黄、嚼之黏性小者为次。

优质麦冬：
以浙麦冬为佳

普通麦冬：
川麦冬亦可用

常用搭配

用于清热养心时，麦冬常与生地黄、酸枣仁、柏子仁、玄参等养阴安神药同用。

用法用量

麦冬常泡茶，煎汤，也可煮粥。煎服用量在6～12克。

人群宜忌

适宜人群	不宜人群
✓ 心阴虚有热所致心神烦闷、失眠多梦、健忘、心悸怔忡者 ✓ 阴虚肺燥有热所致的鼻燥咽干、干咳痰少、咳血、咽痛音哑及虚劳咳嗽者 ✓ 胃阴虚有热所致津伤口渴、内热消渴、大便干结者	✗ 脾胃虚寒泄泻、胃有痰饮湿浊及暴感风寒咳嗽者均不宜

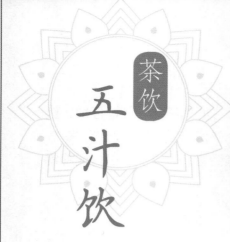

茶饮

五汁饮

168

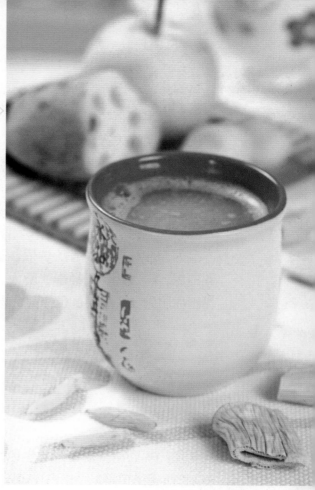

专家箴言

此方出自《温病条辨》，其甘寒清热，生津止渴，化痰止咳，常用于虚烦不眠、肺燥咳嗽等。

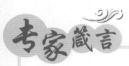

宜忌

✔ 适合阴虚内热、郁久化火、热病伤津所致的虚烦不眠、肺燥干咳、烦渴咽干者。

✔ 最适合夏季热盛及秋季燥盛时饮用。

✘ 脾胃虚寒、泄泻者不宜。

材料

麦冬20克，梨、鲜藕、荸荠各50克，芦根、冰糖各15克。

做法

1 将麦冬、芦根、冰糖入锅加水，煎出汤汁约100毫升，晾凉。

2 梨去核，藕和荸荠去皮，洗净后切块，一起放入打汁机中，加入煎好的汤汁，一起打成混合汁，倒入杯中即可饮用。

用法

每日1剂，凉饮尤佳。

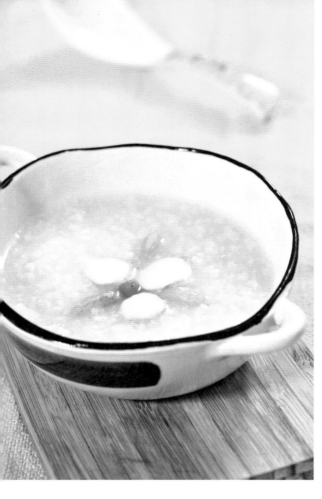

麦冬、山药粥

专家藏言

此粥有养阴润肺、清心除烦、和胃生津的功效，可用于阴虚脏躁、心烦失眠等。

材料

麦冬、山药各15克，枸杞子5克，粳米100克。

调料

冰糖15克。

做法

砂锅中放入适量水，上火烧开，放入粳米、麦冬、山药、枸杞子，改小火煮30分钟，放入冰糖续煮5分钟即可。

用法

每日早、晚分2次温热食用。

宜忌

✓ 适合忧思过度、虚热内扰所致的烦躁不宁、睡卧不安、多汗者，妇女更年期综合征者也宜常食。

✓ 秋、冬季食用尤佳。

✗ 体内寒湿较重者不宜。

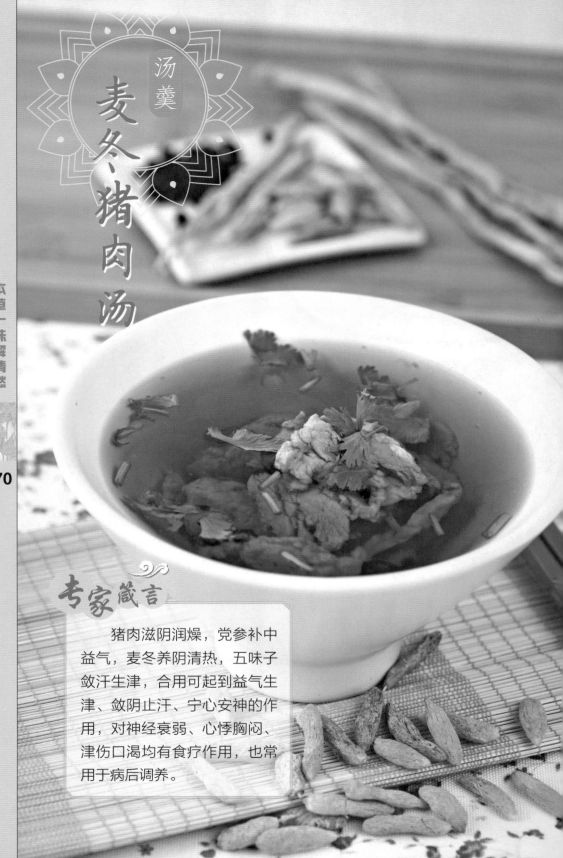

汤羹

麦冬、猪肉汤

专家箴言

猪肉滋阴润燥，党参补中益气，麦冬养阴清热，五味子敛汗生津，合用可起到益气生津、敛阴止汗、宁心安神的作用，对神经衰弱、心悸胸闷、津伤口渴均有食疗作用，也常用于病后调养。

材料

猪瘦肉100克，麦冬15克，党参10克，五味子6克，香菜末适量。

调料

料酒、淀粉各10克，盐、鸡精、香油各适量。

做法

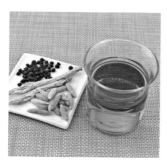 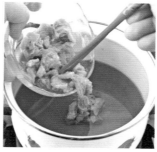 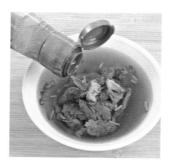

1 将麦冬、党参、五味子一同煎煮，滤渣留汤。

2 药汤补水煮沸，猪瘦肉洗净，切片，用料酒、淀粉上浆后下入汤锅，肉片煮熟时加盐、鸡精调味。

3 煮好的汤盛入汤碗，撒上香菜，淋上香油即成。

171

用法

每日早、晚分2次服用，吃肉喝汤。

宜忌

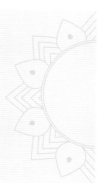

✓ 适用于阴虚内燥、津液耗伤、心悸怔忡、虚烦失眠、胸闷气短、津干口渴、干咳少痰者补益。

✓ 病后、术后津血皆亏、情绪不佳者服用最宜。

✓ 秋、冬季最宜食用。

✗ 无虚热及内有痰饮湿浊者不宜多吃。

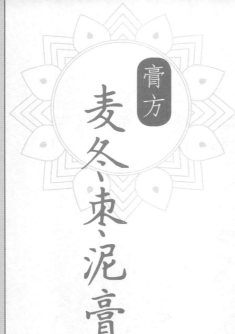

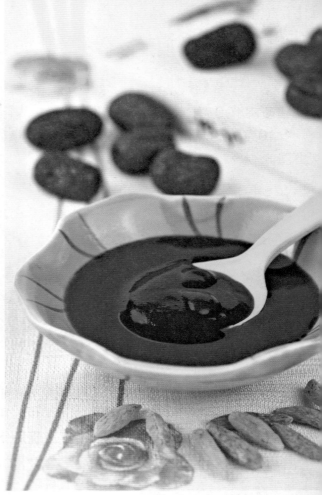

专家箴言

此方源自《太平圣惠方》，有清心除烦的功效，最宜烦热口干、心神头目不利者调养所用。

宜忌

✓ 适合虚热烦渴、心神不安、失眠多梦、口干舌燥、干咳少痰、肠燥便秘者常食。

✓ 四季皆可，秋、冬最宜。

✗ 有痰饮湿浊及虚寒便溏、腹泻者不宜多服。

材料

麦冬60克，大枣250克，蜂蜜适量。

做法

1 将麦冬、大枣洗净，一同煎煮30分钟，至大枣软烂，捞出大枣，滤渣留汤。

2 大枣去皮、核，取枣肉捣烂成泥，放入汤中，加入蜂蜜，熬煮至浓稠成膏即成。

3 趁热装入瓶中，密封保存。

用法

每次取1匙含服，每日2次。

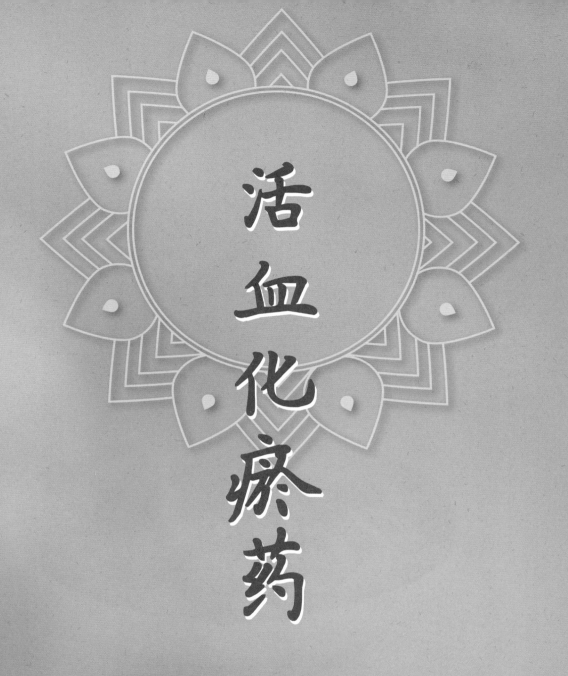

活血化瘀药

活血化瘀药

丹参

别名 红根、大红袍、血参根、血山根、红丹参。

性味 味苦，性微寒。

归经 归心、心包、肝经。

专家藏言

丹参有活血调经、祛瘀止痛、除烦安神等功效，常用于烦躁不寐、心悸、神昏、血瘀心痛、月经不调、闭经等，对于情愁过重而引发心痛者宜用丹参调养。

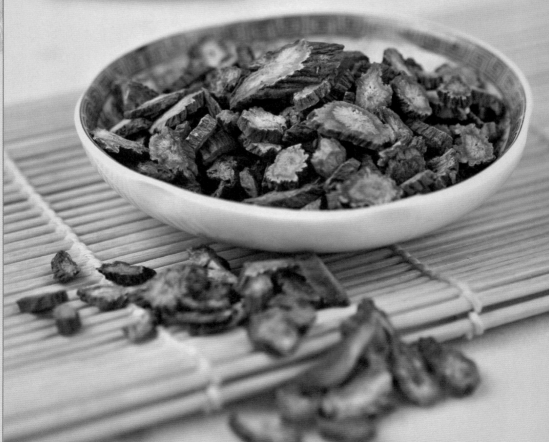

古籍说法

《滇南本草》："补心定志，安神宁心。治健忘怔忡，惊悸不寐。"

《日华子本草》："养血定志，通利关节，治冷热劳，骨节烦痛，四肢不遂；排脓止痛，生肌长肉；破宿血，补新生血；安生胎，落死胎；止血崩带下，调妇人经脉不匀，血邪心烦。"

药材选料

本品为唇形科植物丹参的根。以条粗、内紫黑色、有菊花状白点者为佳。生用或酒炙用均可，酒炙丹参活血化瘀的效果更佳。

 丹参   酒丹参

常用搭配

用于安神定志时，丹参常与大枣、生地黄、玄参、酸枣仁、柏子仁等同用。用于胸痹心痛时，常与川芎、赤芍、三七、当归同用。用于月经不调时，常与川芎、当归、益母草等同用。

用法用量

可煎汤，泡茶，浸酒，煮粥或入丸、散。煎服用量在 5 ~ 15 克。

人群宜忌

适宜人群		不宜人群
✓ 热病所致的烦躁失眠、神昏、心悸者		✗ 无瘀血者及孕妇慎用
✓ 精神打击、血脉瘀阻所致的胸痹心痛、冠心病心绞痛、脘腹疼痛、风湿痹痛者		
✓ 血热瘀滞所致的月经不调、闭经、痛经、产后瘀滞腹痛者		

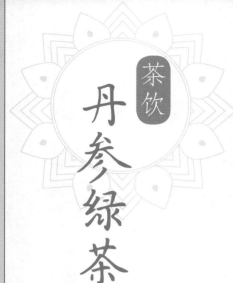

茶饮

丹参绿茶

本草一味解情愁

176

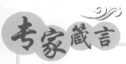

专家箴言

此茶可活血化瘀，清心化痰，适用于胸痹及因精神创伤引起心绞痛者。

宜忌

✔ 适合心脉瘀阻、胸阳渐趋闭塞引起的胸痹，因精神创伤引起的胸闷、胸痛、心绞痛时常发作者宜饮用。

✔ 冠心病、心绞痛、高脂血症者宜饮。

✔ 四季皆宜饮用。

✘ 无瘀血者及孕妇慎用。

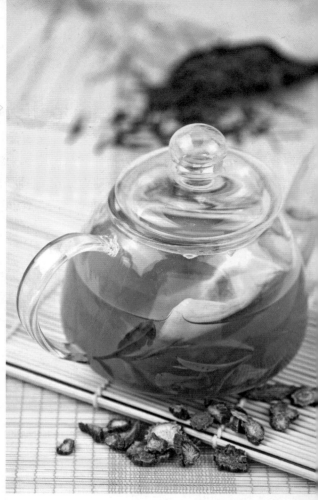

材料

丹参10克，绿茶3~4克。

做法

将丹参研成粗末后装入茶包内，与绿茶一起放入茶壶中，冲入沸水，盖闷15分钟后倒出饮用。

用法

每日1剂，多次冲泡，代茶频饮。

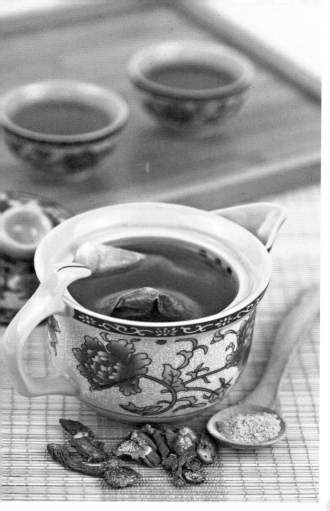

茶饮

丹参三七茶

材料

丹参10克，三七3克。

调料

白糖适量。

做法

三七和丹参共研成粗末，装入茶包内，放入茶壶中，冲入沸水，盖闷20分钟后倒出，加白糖搅匀饮用。

用法

每日1剂，代茶频饮。

专家箴言

此茶活血散瘀，止血止痛，可缓解因气血阻滞所致的冠心病、心绞痛。

宜忌

✓ 适合冠心病、心绞痛患者饮用，情志悲忧所致的胸闷心痛者也宜饮用。

✓ 四季皆宜。

✗ 无瘀血者及孕妇慎用。

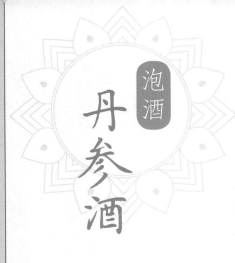

泡酒

丹参酒

材料

丹参30克，绍酒500克。

做法

将丹参研成粗末，放入茶包内，泡入绍酒中，加盖密封，7日后即可饮用。

用法

每日 1~2 次，每次饮用 10~20 毫升，温服最宜。

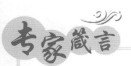

专家藏言

此方出自《太平圣惠方》，有补气活血、养血安神的功效，常用于神经衰弱、失眠、心痛等。

宜忌

✓ 适合心血瘀滞引起的神经衰弱、失眠健忘、胸闷心痛者。

✓ 冠心病、心绞痛者宜饮。

✓ 秋、冬季饮用尤佳。

✗ 不宜饮酒者、无瘀血者及孕妇慎用。

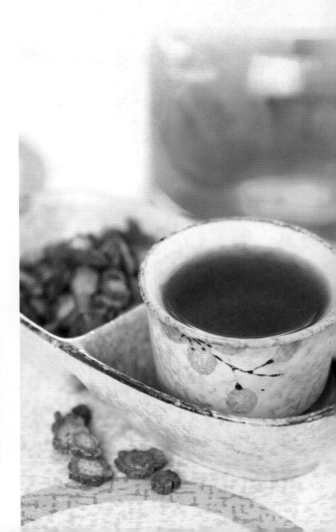

丹参大枣粥

材料

粳米100克，丹参15克，去核大枣10克。

调料

红糖适量。

做法

1 将丹参放入砂锅中，加水煮30分钟，滤渣留汤。
2 药汤中放入大枣、粳米，补足水分，续煮30分钟，至粥稠时调入红糖，略煮即成。

用法

每日早、晚分2次温热食用。

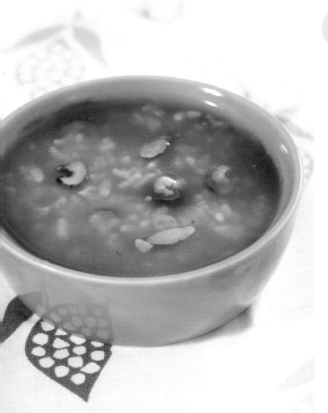

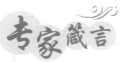

专家箴言

此粥既可补血虚，又能化血瘀，有除烦安神、活血止痛的功效，常用于烦躁失眠、血瘀心痛等。

宜忌

✓ 适合烦躁不寐、心悸、神昏、血瘀心痛、月经不调、闭经者食用。
✓ 秋、冬季食用尤佳。

✗ 无瘀血者及孕妇不宜。

活血化瘀药

当归

别名　干归、秦归、云归、西当归。

性味　味甘、辛，性温。

归经　归肝、心、脾经。

专家藏言

当归是补血圣药，有补血活血、调经止痛、润肠通便的功效，可用于血虚、血瘀所致的心悸失眠、贫血、月经不调、虚寒腹痛、肠燥便秘等，尤其适合女性调养。

古籍说法

《本草纲目》："治头痛，心腹诸痛，润肠胃、筋骨、皮肤，治痈疽，排脓止痛，和血补血。"

《日华子本草》："主治一切风，一切血，补一切劳，破恶血，养新血及主癥癖。"

药材选料

本品为伞形科植物当归的根。以主根大、身长、支根少、断面黄白色、气味浓厚者为佳。当归头和当归尾偏于活血、破血；当归身偏于补血、养血；全当归既可补血又可活血；酒制当归偏于行血活血。一般选择全当归，其他可按需选用。

全当归

酒当归

常用搭配

当归常搭配黄芪、熟地黄、人参、大枣、桃仁、红花、丹参、生姜等药材同用。

用法用量

可煎汤，泡茶，浸酒，熬膏或入丸、散。煎服用量在5～15克。

人群宜忌

适宜人群	不宜人群
✅ 血虚、血瘀所致的贫血萎黄、心悸失眠、肠燥便秘者	❌ 湿阻中满及大便溏泄者慎服
✅ 血虚血瘀所致的月经不调、经闭、痛经者	
✅ 虚寒性腹痛、跌打损伤、痈疽疮疡、风寒痹痛者	❌ 孕妇慎用

当归红花茶

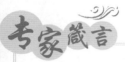

专家箴言

当归活血通经、祛瘀止痛，搭配红花、赤芍，常用于血脉瘀阻所致的心腹胁痛。

宜忌

✓ 适合血脉瘀阻引起的胸痹心痛、胸胁胀闷疼痛、心悸失眠、月经不调、闭经、痛经者。

✓ 四季皆可饮用。

✗ 孕妇忌用，经血量多及有出血倾向者慎用。

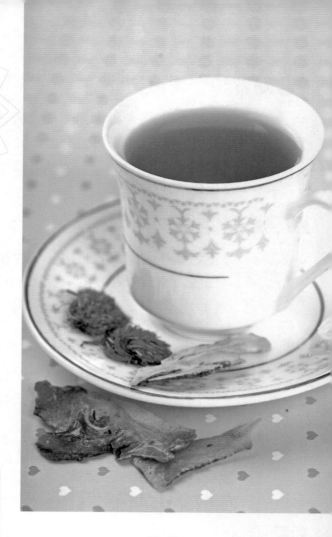

材料

当归10克，红花3克。

做法

将红花、当归装入茶袋，放入砂锅，加适量水，小火煎煮30分钟，取出茶袋，汤汁倒入杯中，趁热饮用。也可配红糖饮用。

用法

每日1剂，早、晚分服各1次。

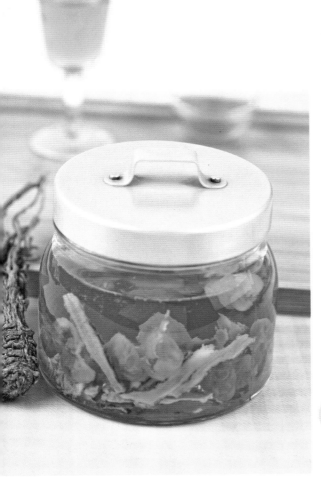

泡酒

归圆仙酒

专家箴言

此酒益气养血，活血化瘀，健脾养心，可用于气血不足、心悸、失眠、痛经等症。

材料

当归60克，龙眼肉50克，白酒1000克。

做法

将当归、龙眼肉泡在白酒中，加盖密封20~30天后即可饮用。

用法

每次服15毫升左右，每日1~2次。

宜忌

✓ 适合血虚、血瘀所致的贫血萎黄、心悸失眠、月经不调、痛经、经闭、虚寒腹痛等。

✓ 秋、冬季饮用尤佳。

✗ 湿盛中满、经血量多者及孕妇均不宜。

归枣粥

主食

材料

粳米100克，当归15克，去核大枣10克。

调料

白糖25克。

做法

将当归、大枣放入砂锅中，加适量水，小火煮20分钟，倒入粳米、白糖，续煮30分钟，粥稠即成。

用法

每日早、晚分2次温热食用。

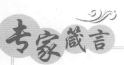

专家箴言

　　大枣是补血圣品，搭配当归，可补血活血、调经止痛，并适用于月经不调、胸痹心痛等症。

宜忌

✔ 适合血虚、血瘀所致的贫血、胸痹心痛、月经不调、痛经、虚寒腹痛者。
✔ 秋、冬季食用尤佳。

✖ 湿阻中满、便溏者不宜。
✖ 孕妇及经期血量多者不宜。

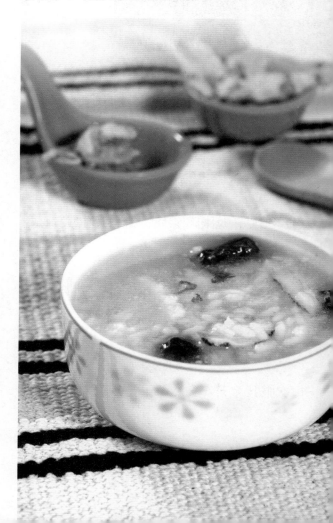

汤羹 当归蛋红糖汤

材料

当归15克，鸡蛋2个，红糖30克。

做法

1 把鸡蛋放入锅中，加水没过鸡蛋，煮开至蛋熟。取出鸡蛋，剥去蛋壳备用。
2 另取净锅，放入当归和适量清水，煎煮20分钟。再加入去壳的鸡蛋，大火煮开后改小火续煮10分钟。
3 最后加入红糖，煮至糖溶即可。

用法

每日早、晚各吃1个蛋，红糖水温热饮服。

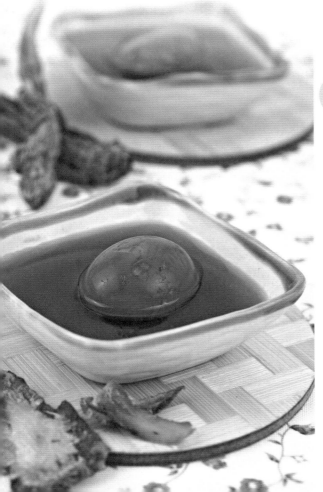

专家箴言

当归补血活血，鸡蛋益气养阴，红糖活血化瘀。搭配食用，有养血补虚、活血通经的作用。

宜忌

✔ 适用于血虚及血瘀所致的贫血、月经不调、痛经、虚寒腹痛等症者。
✔ 四季皆宜食用。

✘ 湿阻中满、便溏者不宜。
✘ 孕妇及经期血量多者不宜。

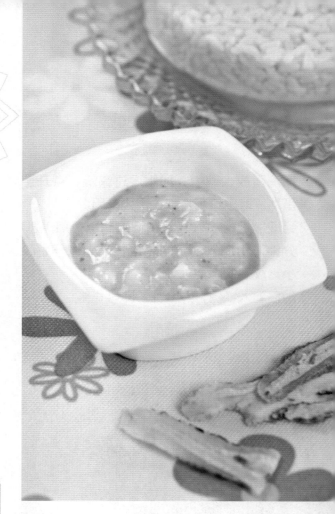

汤羹

当归醪糟羹

本草一味解情愁

186

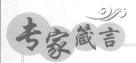

专家箴言

醪糟也叫酒酿，是糯米发酵品，可益气补血，活血化瘀，搭配当归，可增强补血化瘀的效果。

宜忌

✔ 适合血虚萎黄、贫血、心悸失眠、血瘀腹痛、痛经、月经不调、经闭者。
✔ 冬季食用尤佳。

✘ 湿盛中满者、不宜饮酒者、经血量多者及孕妇不宜。

材料

当归10克，醪糟30克。

调料

淀粉适量。

做法

将当归研成粉，和醪糟一起放入砂锅中，加适量水烧开，改小火煮2分钟，用淀粉勾芡即成。

用法

每日1次，温热食用。

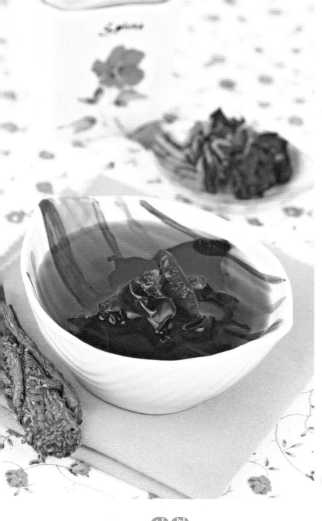

汤羹

当归木耳汤

材料

当归25克，水发黑木耳50克。

调料

红糖适量。

做法

先将当归放入锅中，加适量水煎煮30分钟，滤渣留汤，再放入黑木耳、红糖，续煮5分钟即可。

用法

随餐食用，连服10天。

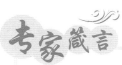

专家箴言

此汤可养血和血、活血化瘀、调经止痛，常用于血瘀所致的月经不调。

宜忌

✓ 适合血虚、血瘀等引起的腹痛、月经不调、痛经、经闭、肠燥便秘者。

✓ 四季皆宜饮用。

✗ 湿盛中满、大便溏泻、经血量多者及孕妇不宜。

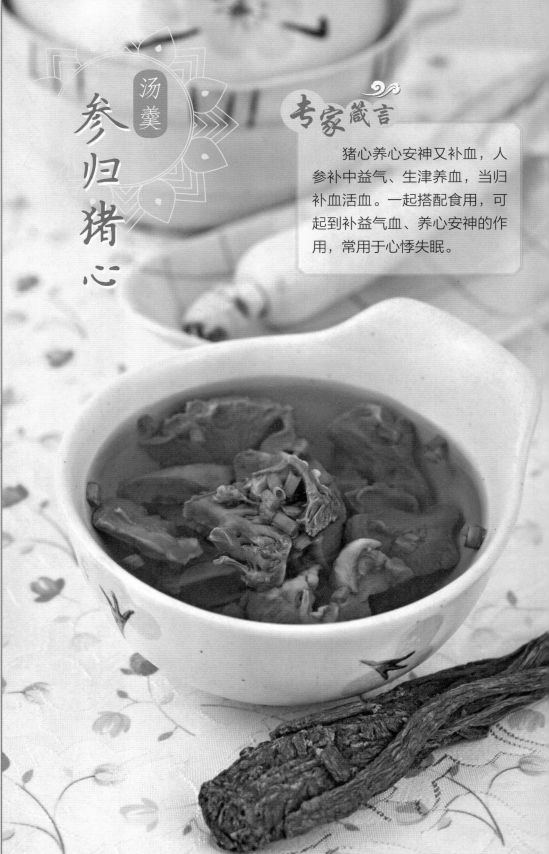

汤羹

参归猪心

专家箴言

猪心养心安神又补血，人参补中益气、生津养血，当归补血活血。一起搭配食用，可起到补益气血、养心安神的作用，常用于心悸失眠。

材料

猪心100克，当归、人参各15克，香葱末少许。

调料

料酒15克，香油、盐、鸡精各适量。

做法

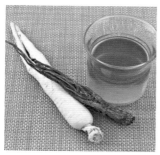

1 先将当归、人参一同煎煮，滤渣留汤，倒入锅中。

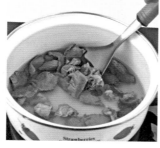

2 猪心切片，焯水后放入锅中，补足水分，小火煮40分钟，加盐、鸡精调味。

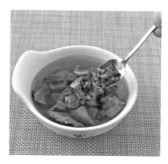

3 煮好的汤和猪心盛入汤碗中，淋香油，撒上香葱末即成。

用法

每日睡前食用，吃猪心，喝汤。

宜忌

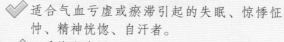

✓ 适合气血亏虚或瘀滞引起的失眠、惊悸怔忡、精神恍惚、自汗者。

✓ 四季皆宜食用。

✗ 湿阻中满、大便溏泄者慎服。

✗ 血胆固醇、血脂偏高者不宜多吃猪心。

✗ 经血量多者及孕妇不宜。

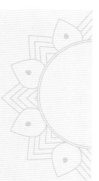

汤羹

参归猪肝汤

专家箴言

猪肝养心血，党参补中气，当归化血瘀，酸枣仁安心神。一起搭配食用，有补血宁神的功效，对心肝血虚、血瘀所致的心悸失眠、面色萎黄等有良效。

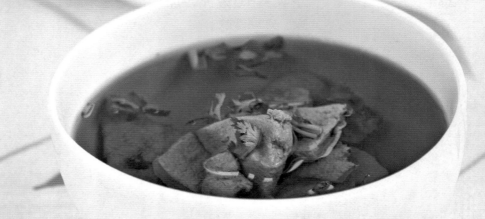

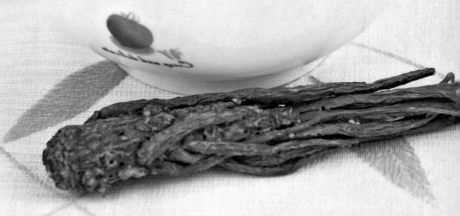

材料

猪肝70克，党参、当归身各15克，酸枣仁10克，香菜末少许。

调料

酱油、料酒各10克，盐、鸡精各适量。

做法

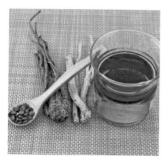
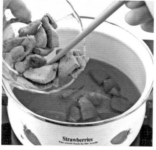
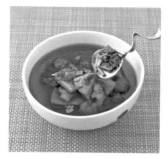

1 先将当归、党参、酸枣仁一同煎煮，滤渣留汤，倒入锅中。

2 药汤中加入料酒、酱油和适量水烧开，猪肝洗净，切片，焯水后放入汤中，加盐、鸡精调味，再稍煮。

3 把煮好的汤和猪肝盛入汤碗中，撒上香菜末即成。

用法

随餐食用，吃肝片，喝汤。

宜忌

✓ 适合心肝血虚或血瘀引起的心悸怔忡、心烦不眠、贫血虚羸、面色萎黄、肠燥便秘者食用。

✓ 四季皆宜食用。

✕ 湿阻中满、大便溏泄者慎服。

✕ 血胆固醇、血脂偏高者不宜多吃猪肝。

✕ 经血量多者及孕妇不宜。

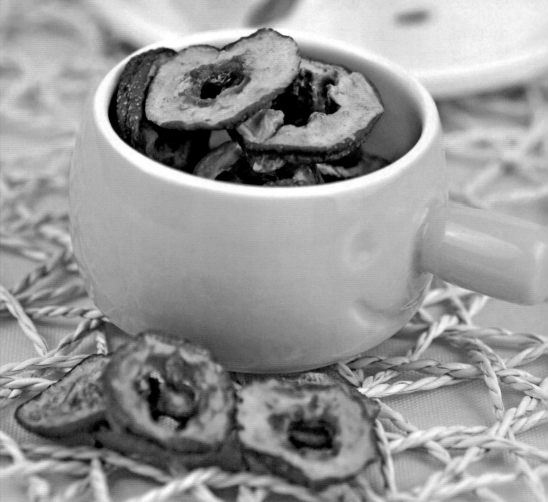

别名 山里红果、酸枣、红果子。

性味 味酸、甘，性微温。

归经 归脾、胃、肝经。

专家箴言

山楂有消食健胃、行气散瘀的功效。不仅善治各种饮食积滞，还是活血祛瘀止痛的良药。常用于气血瘀滞所致的胸胁痛、心绞痛、痛经、闭经、产后瘀阻等。

古籍说法

《本草纲目》："化饮食，消肉积，癥瘕，痰饮痞满吞酸，滞血痛胀。"

《日用本草》："化食积，行结气，健胃宽膈，消血痞气块。"

药材选料

本品为蔷薇科植物山里红或山楂的干燥成熟果实。生山楂鲜品、干品及炒山楂（小火炒至外面淡黄色）均可选择。炒过的山楂比生山楂对肠胃的刺激性小，可避免出现胃酸、腹痛等问题，更适合脾胃虚弱者。

 生鲜山楂　　 干山楂　　 炒山楂

常用搭配

用于活血化瘀时，山楂常与川芎、桃仁、当归、红花、香附、神曲、生姜等材料搭配使用。用于理气时，常搭配陈皮。

用法用量

山楂可煎汤，泡茶，煮粥，制作糕点或入丸、散。煎服用量在10～15克，大剂量可达30克。

人群宜忌

适宜人群	不宜人群
✓ 气血瘀滞所致的胸胁痛、心绞痛、痛经、经闭、产后瘀阻者	✗ 山楂只消不补，故脾胃虚弱而无积滞者应慎服
✓ 饮食积滞、肉食不消、脘腹胀痛者	
✓ 泻痢腹痛、疝气痛者	✗ 胃酸分泌过多者不宜

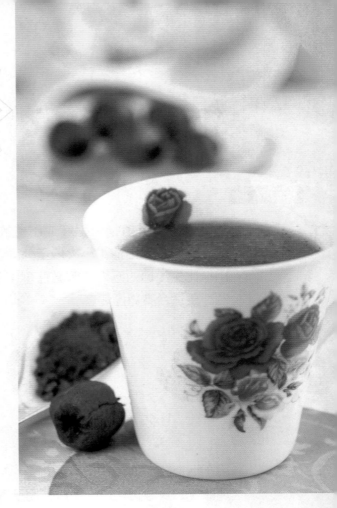

茶饮
山楂红糖饮

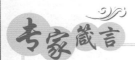
专家箴言

此饮可活血化瘀，是传统的活血、调经、止痛品，常用于血瘀所致的月经不调、痛经、经闭等。

宜忌

✔ 适合血瘀所致的月经过期不来或无定期、经量稀少黯黑、痛经、经闭、产后瘀血腹痛者。

✔ 四季皆宜饮用。

✘ 经血量多者及孕妇不宜。

材料

鲜山楂50克，红糖20克。

做法

鲜山楂去核后放入砂锅，加适量水，煎煮20分钟，滤渣留汤，加入红糖，再稍煮即可饮用。

用法

每日1剂，不拘时温热饮用。

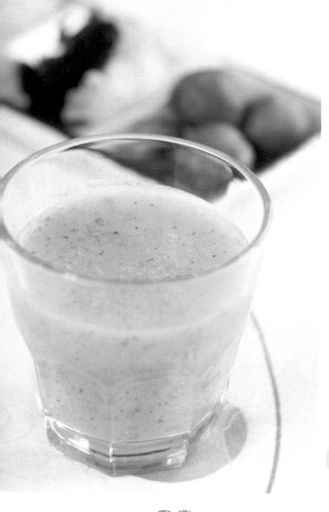

山楂双耳饮

专家箴言

> 银耳、黑木耳均有滋阴养血、软化血管的作用，搭配活血化瘀的山楂，可防治心痛、心衰。

材料

鲜山楂50克，水发黑木耳、银耳各30克。

做法

1 山楂去核，洗净，切片；黑木耳、银耳分别泡发，加水煮约1小时。
2 把黑木耳、银耳及煮水与山楂一起倒入打汁机，搅打成稀糊即成。

用法

每日1剂，不拘时饮用。

宜忌

✔ 适合血虚或血瘀所致的胸痹心痛、冠心病、心绞痛、心衰、血管硬化、高脂血症、高血压者。
✔ 四季皆宜饮用。

✘ 腹泻便溏者及孕妇不宜。

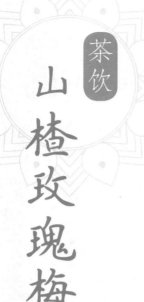

山楂玫瑰梅枣饮

茶饮

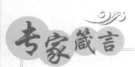
专家箴言

　　山楂化瘀血，玫瑰花行滞气，话梅解肝郁，大枣健脾、补气血。合用可全面改善气滞血瘀的状态。

宜忌

✔ 适合气滞血瘀、胸闷胁痛、月经不调、心烦失眠者。
✔ 四季皆宜饮用。

✖ 孕妇不宜。

材料

山楂6克，玫瑰花3克，话梅1枚，蜜枣2枚。

做法

将所有材料放入杯中，冲入沸水，浸泡15分钟即可饮用。

用法

每日1剂，可多次冲泡，不拘时温热饮用。

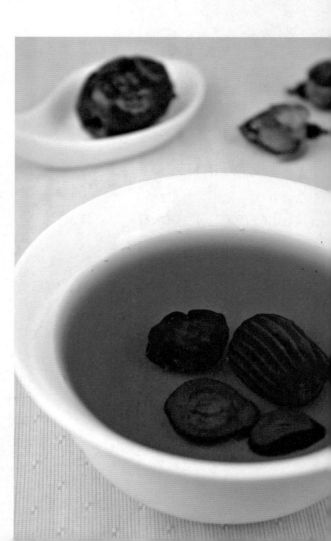

茶饮

楂芹饮

材料

山楂15克，白菊花5克，鲜芹菜根30克。

做法

将鲜芹菜根洗净，与山楂、白菊花一起煮汤，过滤后取汁饮用。

用法

每日1剂，不拘时温热饮用。

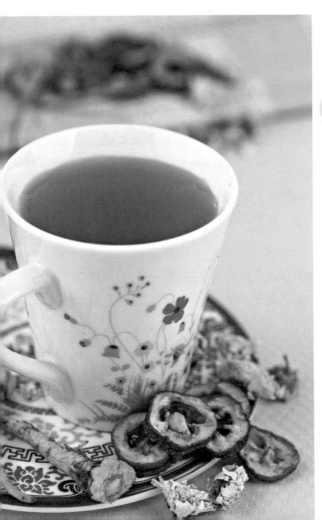

专家箴言

　　此饮可调肝化瘀、补虚利湿，是化解气血瘀滞、降压、降脂的食疗佳品。

宜忌

✓ 适合肝热瘀滞、心血瘀阻所致的头晕头痛、心烦易怒、胸闷心痛者，高血压、高脂血症、血管硬化、冠心病患者均宜。

✓ 春、夏季饮用尤佳。

✗ 无瘀滞、虚弱者及孕妇不宜。

楂七饮

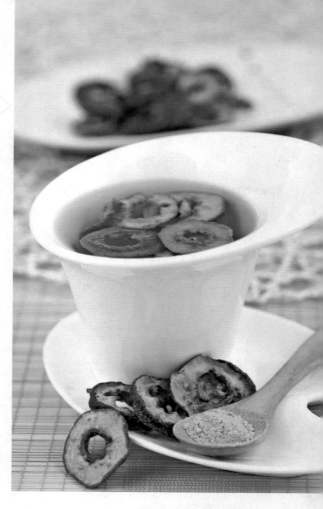

专家箴言

三七可化瘀止血，消肿定痛，搭配山楂，既可活血，又可止血，并有化瘀活络止痛的功效。

宜忌

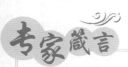

✓ 适用于情志不舒、精神创伤、心脉瘀阻等引起的胸痹心痛、心绞痛者。

✓ 四季皆宜饮用。

✗ 孕妇不宜饮用。

材料

山楂干15克，三七粉3克。

做法

将山楂洗净，与三七粉一起放入保温杯中，冲入沸水，盖闷30分钟后即可倒出饮用。

用法

每日1剂，代茶频饮，连服数日。

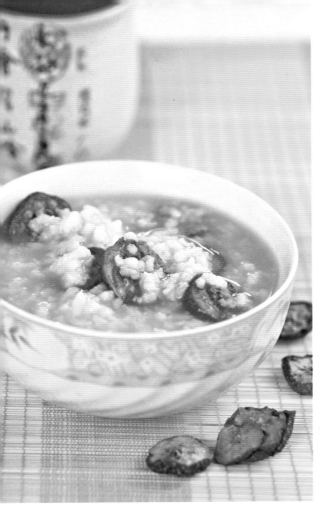

专家箴言

此粥出自《粥谱》，可散瘀血、调经血、止疼痛，对心痛、心衰均有缓解作用。

宜忌

✓ 适合血脉瘀阻所致的胸痹心痛、心力衰竭、月经不调、痛经、经闭、瘀血腹痛者。

✓ 高脂血症、冠心病患者宜食。

✓ 四季皆宜食用。

✗ 经血量多者及孕妇不宜。

材料

干山楂15克，粳米100克。

调料

红糖适量。

做法

将干山楂洗净，与淘洗好的粳米一起放入锅中，加适量水煮粥，至粥将成时调入红糖，稍煮即可。

用法

每日1次，温热食用。

图书在版编目（CIP）数据

本草一味解情愁 / 余瀛鳌，陈思燕编著 . —北京：
中国中医药出版社，2021.8
（本草护佑全家人丛书）
ISBN 978 – 7 – 5132 – 6986 – 5

Ⅰ . ①本… Ⅱ . ①余… ②陈… Ⅲ . ①本草 – 普及读物
Ⅳ . ① R281–49

中国版本图书馆 CIP 数据核字（2021）第 093213 号

中国中医药出版社出版

北京经济技术开发区科创十三街 31 号院二区 8 号楼
邮政编码　100176
传真　010-64405721
河北品睿印刷有限公司印刷
各地新华书店经销

开本 710×1000　1/16　印张 13　字数 163 千字
2021 年 8 月第 1 版　2021 年 8 月第 1 次印刷
书号　ISBN 978 – 7 – 5132 –6986 – 5

定价　59.80 元
网址　www.cptcm.com

服务热线　010-64405720
购书热线　010-89535836
维权打假　010-64405753

微信服务号　zgzyycbs
微商城网址　https：//kdt.im/LIdUGr
官 方 微 博　http：//e.weibo.com/cptcm
天猫旗舰店网址　https：//zgzyycbs.tmall.com

如有印装质量问题请与本社出版部联系（010-64405510）